JN025171

混合性結合組織病

MCTD 診療 ガイドライン

2021

Guidelines for the Management of
Mixed Connective Tissue Disease 2021

［編集］
　厚生労働科学研究費補助金難治性疾患等政策研究事業（難治性疾患政策研究事業）
　自己免疫疾患研究班 混合性結合組織病分科会（分科会長 田中良哉）

［編集協力］
　日本リウマチ学会
　日本小児リウマチ学会
　日本皮膚科学会

南 山 堂

Clinical Question（CQ）一覧

ガイドライン作成組織

（所属はガイドライン作成に関与していた期間のもの）

1. 作成主体

厚生労働科学研究費補助金難治性疾患等政策研究事業（難治性疾患政策研究事業）
自己免疫疾患研究班　混合性結合組織病分科会（分科会長　田中良哉）

2. ガイドライン統括委員会

研究分担者　田 中 良 哉　産業医科大学医学部第1内科学講座 教授（分科会長）
研究協力者　長谷川久紀　東京医科歯科大学リウマチ内科 助教
研究協力者　平 野 史 生　東京医科歯科大学生涯免疫難病学 助教
研究代表者　森　　雅 亮　東京医科歯科大学生涯免疫難病学 教授（研究班長）

3. ガイドライン作成グループ

研究分担者　伊 藤 保 彦　日本医科大学大学院小児・思春期医学 教授
研究協力者　大村浩一郎　京都大学大学院医学研究科内科学講座臨床免疫学 准教授
研究分担者　亀 田 秀 人　東邦大学医学部内科学講座膠原病学分野 教授
研究協力者　久 保 智 史　産業医科大学医学部第1内科学講座 助教
研究分担者　桑 名 正 隆　日本医科大学アレルギー膠原病内科 教授
研究協力者　中 野 和 久　産業医科大学医学部第1内科学講座 講師
研究協力者　平田信太郎　広島大学病院リウマチ・膠原病科准 教授
研究協力者　深 谷 修 作　藤田医科大学医学部リウマチ・膠原病内科 准教授
研究分担者　藤 井 隆 夫　和歌山県立医科大学リウマチ・膠原病科学 教授
研究分担者　藤 尾 圭 志　東京大学医学部アレルギーリウマチ内科 教授
研究分担者　室　　慶 直　名古屋大学医学部附属病院皮膚科 診療教授
研究協力者　安 岡 秀 剛　藤田医科大学医学部リウマチ・膠原病内科 教授

4. システマティックレビューチーム

研究協力者　芦原このみ　藤田医科大学医学部リウマチ・膠原病内科 助教
研究協力者　井 上 嘉 乃　産業医科大学医学部第1内科学講座
研究協力者　小 倉 剛 久　東邦大学医学部内科学講座膠原病学分野 講師
研究協力者　白井悠一郎　日本医科大学アレルギー膠原病内科 講師
研究協力者　田 淵 裕 也　京都大学大学院医学研究科内科学講座臨床免疫学
研究協力者　土 田 優 美　東京大学医学部アレルギーリウマチ内科 助教
研究協力者　栖 崎 秀 彦　日本医科大学小児科 講師
研究協力者　平 野 大 介　藤田医科大学医学部リウマチ・膠原病内科 講師
研究協力者　松 宮 　遼　和歌山県立医科大学リウマチ・膠原病科学 助教
研究協力者　宮 川 一 平　産業医科大学医学部第1内科学講座 助教
研究協力者　桃原真理子　名古屋大学医学部皮膚科学 助教

5. 外部評価委員会

日本リウマチ学会，日本小児リウマチ学会，日本皮膚科学会によるパブリックコメントを得た上
で，同学会にて評価，承認を得た

竹 内　　勤　日本リウマチ学会 理事長
森　　雅 亮　日本小児リウマチ学会 理事長
天 谷 雅 行　日本皮膚科学会 理事長

6. 作成事務局

田 中 良 哉　産業医科大学医学部第1内科学講座 教授

発刊にあたって

　混合性結合組織病（MCTD）は，1972 年に米国の Sharp らにより，全身性エリテマトーデス（SLE）様，全身性強皮症（SSc）様，多発性筋炎（PM）様の症状が混在し，血液検査で抗 U1-RNP 抗体が高値陽性となる疾患として提唱されました．しかし，欧米では MCTD という疾患概念が十分に認知されているとは言い難く，強皮症の亜型とする意見もあり，MCTD をテーマとした臨床研究は極めて限定的です．

　一方，わが国では 1987 年に厚生省特定疾患混合性結合組織病研究班（粕川禮司班長）よりガイドラインが公表され，2005 年，2011 年に改訂第 2 版（近藤啓文班長），第 3 版（三森経世班長）が公表されました．また，1993 年に厚生労働省の特定疾患に指定されたこともあり，MCTD の病名は広く受け入れられています．しかし，疾患概念についてはわが国でも共通認識に欠け，エビデンス発信も少なく，診断や治療に必ずしもコンセンサスは得られていません．

　そこで，厚生労働省 MCTD 分科会としてわが国のエキスパートの考え方を把握し，本疾患に対する共通認識を得るため，2017（平成 29）年度より各施設より集めた MCTD 症例と境界領域の症例を検討，議論を重ねて MCTD の定義を再考し，peer review を経て「混合性結合組織病（MCTD）改訂診断基準 2019」を公表しました．また，2018（平成 30）年度より，診療ガイドラインの改訂作業に着手し，「Minds 診療ガイドライン作成マニュアル 2017」に準拠し，GRADE システムを用いて 14 のクリニカルクエスチョン（CQ）に対してシステマティックレビューに基づきエビデンスレベル，推奨文，推奨度，同意度を作成しました．

　ただし，MCTD という疾患の特性を鑑みると，習熟した医師が診療されるほうがよいと思われ，このガイドラインは斯様な点も考慮して作成しています．また，本疾患に関する研究は国際的にも少なく，低いエビデンス度を専門家の推奨や同意で補足しているのが現状です．逆に言えば，ガイドラインの整備により診療体系が向上すれば，世界に先駆けて MCTD の疾患概念を確立し，普及させることも期待できます．いずれにしても，この診療ガイドラインによって，患者の皆様が適切な診療を受けることができればと祈念しています．

2021 年 3 月吉日

厚生労働省自己免疫疾患研究班 MCTD 分科会 会長
産業医科大学医学部第 1 内科学講座 教授

田 中 良 哉

ガイドライン作成について

　厚生労働省の研究班で作成した 1996 年，2004 年の混合性結合組織病（MCTD）診断の手引きを検証し，MCTD の定義を再考した．その結果をもとに MCTD の診断基準の改訂を行い，治療ガイドライン（診断＋治療）の策定に着手した．診断基準に関しては，MCTD の概念，共通所見，免疫学的所見，特徴的な臓器障害を冒頭に記載することにより，本疾患の全体像を捉えやすくした．さらに，実際の症例を用いて診断基準の検証を行い，日本リウマチ学会などの関連学会から意見を求め，論文の peer review を経て改訂診断基準とした．さらに，GRADE システムに準拠し MCTD の診断と治療に関する全般を対象とした診療ガイドラインの作成を行った．14 のクリニカルクエスチョン（CQ）を設定し，システマティックレビューを行った．システマティックレビューは原則として 2000 年以降の PubMed，Cochrane review ならびに医中誌を対象データベースとし，2019 年 1 月〜2019 年 4 月に実施した．Minds 診療ガイドライン作成マニュアル 2017 に準拠し，エビデンスレベルを 4 段階で評価した．さらに，設定した 14 の CQ に対して，それぞれのエビデンスレベル，推奨文，推奨度，同意度を策定し，システマティックレビューに基づき作成した．

主目的

① MCTD の適切な診断と病態に即した治療を行うことで患者の予後改善をはかる．

② MCTD 患者の病態のモニタリングの管理方法について，適切な方法を選択できるようにすることで，患者の過度の不安や身体的ならびに経済的負担を軽減する．

1 背景・目的

　MCTD（指定難病 52）は 11,000 人の患者が登録される代表的な全身性自己免疫疾患の一つである．MCTD は 1972 年に米国の Sharp らにより，全身性エリテマトーデス（SLE）様，強皮症様，多発性筋炎（PM）様の症状が混在し，血液の検査で抗 U1-RNP 抗体が高値陽性となる疾患として提唱された．わが国では 1993 年に厚生省（現 厚生労働省）により特定疾患に指定したこともあり，MCTD の病名は広く受け入れられているが，わが国発のエビデンス発信も多くない．そこで，平成 29 年度，厚生労働科学研究費補助金難治性疾患等政策研究事業（難治性疾患政策研究事業）自己免疫疾患研究班では，MCTD に関する 1）診断基準や重症度分類の検証と改訂，2）診療ガイドラインの策定と改訂，3）臨床個人調査票の解析や検証を通じた指定難

病データベース構築，4）患者への臨床情報の還元などを目的として，MCTD 分科会を結成した．

わが国における MCTD の診療ガイドラインは，1987 年に厚生省特定疾患混合性結合組織病研究班（粕川禮司 班長）より「混合性結合組織病診断の手引きと治療指針」として初めて公表され，2005 年，2011 年には「混合性結合組織病の診療ガイドライン」改訂第 2 版，第 3 版が出版された．第 3 版ではエビデンスレベルと推奨度が表示されているが，その作成は GRADE システムに基づいてはいない．MCTD は，その治療が SLE や強皮症，多発性筋炎/皮膚筋炎（PM/DM）の治療と共通している部分が多く，MCTD に特異的な治療内容はきわめて限られる．これは海外において，MCTD という疾患概念を認めていない学者が存在し論文数が少ないことにも起因する．したがって MCTD のガイドラインでは，他の膠原病のエビデンスを参考にしているにすぎない場合が多い．

一方，わが国でも，経過中に病態が変遷する症例ではどこまでを MCTD として捉えるか，SLE と MCTD のオーバーラップなども認めるかなど，MCTD の疾患概念については必ずしもコンセンサスが得られていない．そこで，平成 29 年度にはわが国のエキスパートの考え方を把握し，分科会として本疾患に対する共通認識を作るために，典型的な MCTD 症例と境界領域の症例を各施設から提出して，症例を検討，議論して，MCTD の定義を再考した．その結果をもとに，平成 30 年度には厚生労働省の研究班で作成した 1996 年，2004 年の MCTD 診断の手引きの改訂作業を行った．さらに，令和元年度には，本診断基準を活用し，疾患概念の確立，疫学統計，臨床症状，治療法やその効果などに関して，「混合性結合組織病診療ガイドライン」の改訂を目的とした作業に着手した．国際的に標準化された手法，Minds に準拠し，GRADE システムを使った診療ガイドライン（診断と治療）の作成を行った．

2 作成方針

本ガイドラインは，Minds 診療ガイドラインに準拠し，診療上重要度の高い医療行為についてエビデンスに基づく医療を提供するために，リスクとベネフィットのバランスを考慮して，患者と医療者の意思決定を支援するために最適と考える推奨を提示することを目的とした．各項目についてクリニカルクエスチョン（CQ）形式で，一般臨床医が現場ですぐに理解し実践できる実用性の高いガイドラインの完成と，その後の普及を目指して作成した．MCTD 診療が専門ではない一般の医師向けにも理解できるように作成し，幅広く理解できるように努めた．また，すべての MCTD 患者が同様に適切な診療を受けられるような標準化医療のバイブルとなるガイドラインを目指して作成した．MCTD の疾患概念は必ずしも国際的に広く認識されているわけでないが，将来的には国際的にも協調性のあるガイドラインとなるよう心掛けた．

本ガイドラインがカバーする範囲を，MCTD の診断と治療に関する全般と設定し，重要臨床課題として，下記 3 つを挙げた．1）MCTD の病因・病態および疫学に関する最新のエビデンスに関するレビュー，2）「MCTD 改訂診断基準 2019」における各項目の妥当性と治療法に関するエビデンスのレビュー，3）小児から成人，高齢者に至るまで共通の診断基準による診療，ならびに，合併症，QOL，生活指導まで含む患者管理に関するエビデンスのレビュー．これらの重要臨床課題に基づき，「MCTD の診断・評価」として 4 つの CQ を，「MCTD の臨床所見と治療」として 10 の CQ を設定し，システマティックレビューを行った．

3 使用上の注意

　本ガイドラインの使用を想定される利用者は MCTD の診療を行っている膠原病科，リウマチ科，皮膚科や小児科などの専門医およびこれらの専門医がいる施設を対象としているが，MCTD 診療が専門家ではない一般の医師向けにも理解できるように作成し，幅広く理解できるように努めた．

　利用方法としては，MCTD の標準的な診療を行うための判断材料となる．ただし，本文の推奨を実際に実践するか否かの最終判断は利用者が行うべきものである．したがって，最終結果に対する責任は利用者に帰属する．本文の推奨には，現在のエビデンスに基づき，保険収載されていない薬剤も推奨されている場合もあり，留意が必要である．

4 利益相反

田中良哉：［企業や営利を目的とした企業や団体より，会議の出席に対し，研究者を拘束した時間・労力に対して支払われた日当（年 50 万円超）：第一三共株式会社，日本イーライリリー株式会社，ノバルティスファーマ株式会社，YL バイオロジクス株式会社，ブリストル・マイヤーズスクイブ株式会社，エーザイ株式会社，中外製薬株式会社，アッヴィ合同会社，アステラス製薬株式会社，ファイザー株式会社，サノフィ株式会社，旭化成ファーマ株式会社，グラクソ・スミスクライン株式会社，田辺三菱製薬株式会社，ギリアド・サイエンシズ株式会社，ヤンセンファーマ株式会社，日本ベーリンガーインゲルハイム株式会社］，［企業や営利を目的とした団体が提供する奨学寄付金（年 100 万円超）：田辺三菱製薬株式会社，中外製薬株式会社，アッヴィ合同会社，武田薬品工業株式会社，ユーシービージャパン株式会社，第一三共株式会社，エーザイ株式会社］

長谷川久紀：なし

平野史生：なし

森　雅亮：［企業や営利を目的とした企業や団体より，会議の出席に対し，研究者を拘束した時間・労力に対して支払われた日当（年 50 万円超）：ノバルティスファーマ株式会社］

viii

［企業などが提供する寄付講座：中外製薬株式会社，ユーシービージャパン株式会社，CSL ベーリング株式会社，あゆみ製薬株式会社，一般社団法人 日本血液製剤機構］

伊藤保彦：なし

大村浩一郎：［企業や営利を目的とした企業や団体より，会議の出席に対し，研究者を拘束した時間・労力に対して支払われた日当（年50万円超）：グラクソ・スミスクライン株式会社］，［企業や営利を目的とした団体が提供する奨学寄付金（年100万円超）：サノフィ株式会社，田辺三菱製薬株式会社，中外製薬株式会社，エーザイ株式会社，アッヴィ合同会社，日本ベーリンガーインゲルハイム株式会社，一般社団法人 日本血液製剤機構，アステラス製薬株式会社，日本化薬株式会社，あゆみ製薬株式会社］

亀田秀人：［企業や営利を目的とした企業や団体より，会議の出席に対し，研究者を拘束した時間・労力に対して支払われた日当（年50万円超）：旭化成ファーマ株式会社，アッヴィ合同会社，日本イーライリリー株式会社，エーザイ株式会社，田辺三菱製薬株式会社，中外製薬株式会社，ノバルティスファーマ株式会社，ブリストル・マイヤーズスクイブ株式会社］，［企業や営利を目的とした団体が提供する奨学寄付金（年100万円超）：旭化成ファーマ株式会社，エーザイ株式会社，田辺三菱製薬株式会社，中外製薬株式会社］

久保智史：なし

桑名正隆：［企業や営利を目的とした企業や団体より，会議の出席に対し，研究者を拘束した時間・労力に対して支払われた日当（年50万円超）：小野薬品工業株式会社，日本ベーリンガーインゲルハイム株式会社，中外製薬株式会社，アステラス製薬株式会社，ヤンセンファーマ株式会社］，［企業や営利を目的とした団体が提供する奨学寄付金（年100万円超）：田辺三菱製薬株式会社，日本ベーリンガーインゲルハイム株式会社，中外製薬株式会社，小野薬品工業株式会社，日本新薬株式会社，旭化成ファーマ株式会社］，［特許使用料（年50万円超）：株式会社医学生物学研究所］

中野和久：［企業や営利を目的とした団体が提供する奨学寄付金（年100万円超）：田辺三菱製薬株式会社，エーザイ株式会社，日本イーライリリー株式会社］

平田信太郎：［企業や営利を目的とした企業や団体より，会議の出席に対し，研究者を拘束した時間・労力に対して支払われた日当（年50万円超）：アッヴィ合同会社］

深谷修作：なし

藤井隆夫：［企業や営利を目的とした企業や団体より，会議の出席に対し，研究者を拘束した時間・労力に対して支払われた日当（年50万円超）：日本イーライリリー株式会社，ヤンセンファーマ株式会社，小野薬品工業株式会社，中外製薬株式会社］，［企業や営利を目的とした団体が提供する奨学寄付金（年100万円超）：小野薬品工業株式会社，アッヴィ合同会社，田辺三菱製薬株式会社，旭化成ファーマ株式会社，ファイザー株式会社］

藤尾圭志：［企業や営利を目的とした団体より，会議の出席に対し，研究者を拘束した時間・労力に対して支払われた日当（年50万円超）：ファイザー株式会社，小野薬品工業株式

会社，中外製薬株式会社，ブリストル・マイヤーズスクイブ株式会社，田辺三菱製薬株式会社，日本イーライリリー株式会社］，［企業や営利を目的とした団体が提供する研究費（年100万円超）：中外製薬株式会社（寄附講座受け入れ），ブリストル・マイヤーズスクイブ株式会社（受託研究），アッヴィ合同会社（受託研究）］，［企業や営利を目的とした団体が提供する奨学寄付金（年100万円超）：アッヴィ合同会社，株式会社ツムラ，旭化成ファーマ株式会社，エーザイ株式会社，アステラス製薬株式会社，サノフィ株式会社，ブリストル・マイヤーズスクイブ株式会社，中外製薬株式会社，田辺三菱製薬株式会社］

室　慶直：なし

安岡秀剛：［企業や営利を目的とした企業や団体より，会議の出席に対し，研究者を拘束した時間・労力に対して支払われた日当（年50万円超）：アッヴィ合同会社，ヤンセンファーマ株式会社，田辺三菱製薬株式会社，日本ベーリンガーインゲルハイム株式会社］，［企業や営利を目的とした団体が提供する奨学寄付金（年100万円超）：旭化成ファーマ株式会社，アステラス製薬株式会社，小野薬品工業株式会社，田辺三菱製薬株式会社，中外製薬株式会社，バイエル薬品株式会社］

芦原このみ：なし

井上嘉乃：なし

小倉剛久：［企業や営利を目的とした企業や団体より，会議の出席に対し，研究者を拘束した時間・労力に対して支払われた日当（年50万円超）：アッヴィ合同会社］

白井悠一郎：［企業や営利を目的とした団体が提供する研究費（年100万円超）：ヤンセンファーマ株式会社（受託研究）］

田淵裕也：なし

土田優美：［企業や営利を目的とした団体が提供する奨学寄付金（年100万円超）：グラクソ・スミスクライン株式会社］

栖崎秀彦：なし

平野大介：なし

松宮　遼：なし

宮川一平：なし

桃原真理子：なし

5 作成資金

　本ガイドライン作成にかかわる費用（交通費，会場費，弁当代，茶菓代など）は，すべて厚生労働科学研究費補助金 難治性疾患等政策研究事業 自己免疫疾患に関する調査研究班 MCTD 分科会で拠出した．作成委員への報酬は支払われていない．ガイドライン作成過程で，ガイドラインに扱われる製薬企業や医療機器製造，販売企業など利害関係の生じる危険性のある団体からの資金提供は受けていない．また，ガイド

ライン作成にかかわった委員や検証にかかわった委員は，利害関係を生じ得るいかなる団体とも関係をもたない．

6 組織編成

p.iv「MCTD ガイドライン作成組織」参照

7 作成工程

「MCTD の診断・評価」として 4 つの CQ を，「MCTD の臨床所見と治療」として 10 の CQ を設定し，システマティックレビューを行った．システマティックレビューは原則として 2000 年以降の PubMed，Cochrane review ならびに医中誌を対象データベースとし，2019 年 1 月～2019 年 4 月に実施した．既存のシステマティックレビュー，または，ランダム化比較試験（RCT）および比較臨床試験（CCT）が存在すればこれらを選択することとしたが，MCTD ではこれらが存在しない領域が大半を占めることが予想されたため，その場合はケースコントロール研究ないし 10 例以上の症例集積まで含め選択可とし，10 例未満の症例報告は原則として除外とした．実際，いずれの CQ においても量的評価（メタアナリシス）を行うに十分なエビデンスは得られず，したがって narrative review に基づく推奨文を作成した．

Minds 診療ガイドライン作成マニュアル 2017 に準拠し，エビデンス総体の確実性を下げる因子として 1）バイアスリスク 2）非直接性（indirectness）3）非一貫性（inconsistency）4）不精確（imprecision）5）出版（報告）バイアス（publication bias）の 5 つの項目で評価した．また，エビデンスレベルを A（強）：B（中）：C（弱）：D（とても弱い）の 4 段階で評価した．

推奨度分類に関しては，Minds の診療ガイドラインの推奨度分類を用いて評価した．

推奨度A： 行うことを強く推奨する
推奨度B： 行うことを弱く推奨する（提案する）
推奨度C： 行わないことを弱く推奨する（提案する）
推奨度D： 行わないことを強く推奨する

一般的に推奨度はエビデンスレベルに基づいて決定され，エビデンスレベルの高い臨床試験や学術論文に基づいた検査法や治療法は推奨度が高くなる．したがって，エビデンスレベルを推奨度分類と対比することとした．研究デザインや研究プロトコールが同様のエビデンスレベルであっても，臨床試験や学術論文の質には少なからず隔たりがあるため，それらの質に関しても可能な限り考慮した．

しかし，Minds の診療ガイドライン作成の手引きにあるように，エビデンスの強

さがそのまま推奨の強さになるわけではない．また，合意形成のための会議が行われ，偏りのない決定方法により推奨や推奨度が決定されることが望ましいとされている．実際，MCTDの10のCQにおいてはシステマティックレビューの結果，量的評価（メタアナリシス）を行うに十分なエビデンスは得られず，したがってnarrative reviewに基づく推奨文を作成することにした．

したがって，エビデンスレベルの低さを補うために，下記のような5段階の同意度分類を作成し，分科会メンバー全員で推奨文に対する同意度の高さで，実際の治療への推奨度を補うこととした．

推奨への同意度　（10回の臨床機会で推奨に従う頻度）

同意度5　強く同意する　　　　　（9―1以上）

同意度4　同意する　　　　　　　（7―3以上）

同意度3　条件付きで同意する　（5―5以上）

同意度2　あまり同意できない　（4―6以下）

同意度1　同意できない　　　　　（1―9以下）

なお，各CQの「クリニカルクエスチョンの設定」，「データベース検索結果」，「文献検索フローチャート」については，ウェブにて公開している．

（南山堂ホームページ：http://www.nanzando.com/books/23861.php）

8 公開方法

本ガイドラインは，厚生労働科学研究費補助金　難治性疾患等政策研究事業（難治性疾患政策研究事業）自己免疫疾患研究班MCTD分科会のプロジェクトとして作成されたものであるが，日本リウマチ学会，日本小児リウマチ学会，日本皮膚科学会の承認を得て共著として出版するものである．また，一定期間を経てMindsでも公開する予定である．

9 改 訂

本ガイドラインは，現時点までに蓄積されてきたMCTDの診療データや科学的根拠（臨床試験や学術論文など）をもとにMCTD診療のエキスパートが合議的会議を経て現状での最善の診療法，治療法を推奨して記載したものである．しかしながら，多岐にわたるMCTD患者のすべての臨床経過を網羅しているとは言えず，日本リウマチ学会などを通じて広くパブリックコメントを求め，それらを反映して刊行するものである．出版後は，厚生労働省自己免疫疾患研究班および関連各学会が中心となってその後の修正，改訂を行う．

また，効果的な治療法であっても，有害事象などで患者に苦痛を強いている治療法

もある．したがって，医学的側面からのみでなく，実際に診療，治療を受けている患者の側面からも本ガイドラインを再考，改訂していく必要もある．今後，膠原病友の会などとさらに密に連絡を取って，患者の声を本ガイドラインに反映していく．

さらに，欧米では MCTD は強皮症の亜型とする意見が多く，従来 MCTD に限定して遂行された臨床研究はきわめて限定的である．一方，わが国では 1993 年に厚生省により特定疾患に指定されたこともあり，MCTD の病名は広く受け入れられているが，わが国発のエビデンス発信も多くない．したがって今回のシステマティックレビューではいずれの CQ においてもエビデンスレベルは D であり，低いエビデンスレベルを専門家の推奨や同意で補足しているのが現状で，現時点でエビデンス総体の質は不十分であると言わざるをえない．しかし見方を変えれば，きっちりとしたガイドラインを作成すれば，世界に先駆けて MCTD の疾患概念を確立し，普及させることも可能となり，将来的には国際的にも協調性のあるガイドラインともなりうる．

しかし，日進月歩の医学の進歩にガイドラインが取り残されないことが求められ，本ガイドラインは定期的に改訂していく予定である．

診断について

　MCTD は 1972 年に米国の Sharp らにより，SLE 様，強皮症様，PM 様の症状が混在し，血液検査で抗 U1-RNP 抗体が高値陽性となる疾患として提唱された．しかし，欧米では MCTD という疾患概念が十分に認知されているとは言い難く，強皮症の亜型とする意見も少なくなく MCTD に限定して遂行された臨床研究はきわめて限定的である．一方，わが国では 1993 年に厚生労働省により特定疾患に指定したこともあり，MCTD の病名は広く受け入れられているが，共通認識に欠け，経過中に病態が変遷する症例ではどこまでを MCTD として捉えるか，SLE と MCTD のオーバーラップなども認めるかなどについてはコンセンサスが得られていない．

　そこで，MCTD の定義を再考することを目的として，平成 29 年度に実施した症例を用いた検討結果に基づいて厚生労働省の研究班で作成した 1996 年，2004 年の MCTD 診断の手引きの改訂作業を行った．MCTD 分科会として本疾患に対する共通認識を作るために典型的な MCTD 症例と境界領域の症例を研究分担者，協力者の全 11 施設から提出して，症例検討を介して MCTD の定義を再考した．また，1996 年，2004 年の厚生労働省 MCTD 診断基準，Alarcon-Segovia 基準，Sharp 基準などとの合致点を比較検討した．その結果，疾患の基本的概念は堅持しつつ，特徴的な共通所見や臓器障害，重症度や治療方針を意識しながら診断を行う必要性を確認した．

　これらの議論を通して MCTD の基本的概念を固め，今後の活動である診断の手引きの妥当性の検証，診断基準の改訂，付記事項の追記，重症度分類の改訂を行った．共通所見とは本来は大部分の MCTD 症例で認められる所見のはずで，MCTD に特徴的な障害である肺高血圧症は共通所見とされていたが，発症頻度は高くなく診断の感度・特異度にはほとんど影響しないとのことで削除されることになった．一方，MCTD に特徴的な臓器所見としては肺動脈性肺高血圧症（PAH）に加え，無菌性髄膜炎，三叉神経障害なども挙げ，混合所見を満たさなかった場合も，これらの特徴的臓器病変があれば MCTD を診断可能とした．概念，共通所見，免疫学的の所見，特徴的な臓器障害を冒頭に記載することにより，本疾患の全体像を捉えやすくした．

　混合所見についても一部を見直した．強皮症所見における肺線維症は間質性肺疾患と表記を変更し，CT で確実に検出できるため呼吸機能検査の項目は削除した．指尖部潰瘍や爪郭部毛細血管顕微鏡 nailfold-capilaroscopy についても言及されたが，MCTD の診断基準としての意味づけを考慮して含有しなかった．筋炎所見について，ゴットロン，ヘリオトロープなどの皮膚所見も含めるべきかについては，予後や治療反応性を考慮した場合，MCTD の診断基準としては該当しないとした．また筋原性

酵素に「CK 等」と表記されているが，ミオグロビン，アルドラーゼのみの上昇症例もあることからこの文言は除いた．筋力低下が明確でない症例も多く，筋電図に加え，MRI などの高感度画像検査について診断基準への追加が望ましいが，国際的には経済的な問題から撮影は難しく，撮影方法，条件などの統一も必要であり，MRI は必須項目とはしないことにした．

以上の議論をふまえ，SLE や強皮症，PM/DM などと確定診断された症例においては，MCTD の診断は慎重に行うとの従来の方針で同意を得た．現在の保険診療の範囲内で測定可能で，かつ，予後および臓器障害に関与すると考えられる SLE や強皮症，PM/DM のそれぞれに特徴的な疾患標識抗体として，①抗二本鎖 DNA 抗体，抗 Sm 抗体，②抗トポイソメラーゼ I 抗体（抗 Scl-70 抗体），抗 RNA ポリメラーゼ III 抗体，③抗 ARS 抗体，抗 MDA-5 抗体を付記した．また，従来の診断基準の付記において示されていた肺高血圧症を伴う抗 U1-RNP 抗体陽性例は MCTD に分類される可能性が高いという表記については，改訂診断基準において特徴的な臓器所見に肺高血圧症を加えたことにより，削除する方針となった．

一方，小児領域における従来の MCTD の診断基準に対してのオンラインアンケート結果が示された．多くの小児科医が抗 U1-RNP 抗体陽性，レイノー現象を重視している一方で，混合所見については小児領域では半数の医師が同意していないことがわかった．アンケート結果は全体的に，共通所見が小児でも重視されるレイノー現象と手指の腫脹に絞られた今回の改訂診断基準案に合致するとのコメントがあった．よって，「混合性」という概念は維持するも，小児領域においては初発時に必ずしも混合所見が揃わず，病期によって徐々に所見が加わっていくことがあり，小児においては混合所見の 1 項目で 1 所見以上満たせば診断可能とする旨を付記することとした．なお，小児発症，成人移行症例については，改訂規準の妥当性に関して疫学調査が必要との発言があった．以上から，小児の扱いについては，付記に「小児の場合はIV の A，B，C 項のうち，1 項目以上につき，それぞれ 1 所見以上が陽性および I ＋II を満たす場合を混合性結合組織病と診断する」と明記する方針となった．

日本リウマチ学会などの関連学会において，MCTD の 2019 改訂診断基準案に対するパブリックコメントを求め，概ね高い評価が得られ，MCTD の 2019 改訂診断基準として peer review を経て Modern Rheumatology にウェブ公表された．

MCTD 改訂診断基準 2019

Ⅰ．共通所見
　　1．レイノー現象
　　2．指ないし手背の腫脹

Ⅱ．免疫学的所見
　　抗 U1-RNP 抗体陽性

Ⅲ．特徴的な臓器所見
　　1．肺動脈性肺高血圧症
　　2．無菌性髄膜炎
　　3．三叉神経障害

Ⅳ．混合所見
　A．全身性エリテマトーデス様所見
　　1．多発関節炎
　　2．リンパ節腫脹
　　3．顔面紅斑
　　4．心膜炎または胸膜炎
　　5．白血球減少（4,000/μL 以下）または血小板減少（100,000/μL 以下）
　B．全身性強皮症様所見
　　1．手指に限局した皮膚硬化
　　2．間質性肺疾患
　　3．食道蠕動低下または拡張
　C．多発性筋炎/皮膚筋炎様所見
　　1．筋力低下
　　2．筋原性酵素上昇
　　3．筋電図における筋原性異常所見

▶ 診　断
　1．Ⅰの 1 所見以上が陽性，Ⅱの所見が陽性，Ⅲの 1 所見以上が陽性，以上 3 つ
　　をいずれも満たす場合を混合性結合組織病と診断する
　2．ⅣのA，B，C 項より 2 項目以上からそれぞれ 1 所見以上が陽性，Ⅰの 1 所
　　見以上が陽性，Ⅱの所見が陽性，以上 3 つを満たす場合を混合性結合組織病
　　と診断する

　　［付　記］
　　1．抗 U1-RNP 抗体の検出は二重免疫拡散法あるいは酵素免疫測定法（ELISA）のいずれでもよい．
　　　　ただし，二重免疫拡散法が陽性で ELISA の結果と一致しない場合には，二重免疫拡散法を優
　　　　先する．
　　2．以下の予後，および臓器障害と関与する疾患標識抗体が陽性の場合は混合性結合組織病の
　　　　診断は慎重に行う．
　　　　①抗二本鎖 DNA 抗体，抗 Sm 抗体
　　　　②抗トポイソメラーゼⅠ抗体（抗 Scl-70 抗体），抗 RNA ポリメラーゼⅢ抗体
　　　　③抗 ARS 抗体，抗 MDA5 抗体
　　3．小児の場合はⅣのA，B，C 項より 1 項目以上からそれぞれ 1 所見以上が陽性，Ⅰの 1 所
　　　　見以上が陽性，Ⅱの所見が陽性，以上 3 つを満たす場合を混合性結合組織病と診断する．
　　4．ことに，特徴的な臓器病変については十分な鑑別診断を要する．たとえば，無菌性髄膜炎
　　　　をきたす疾患として高頻度な感染性髄膜炎（主にウイルス性），薬剤性髄膜炎，腫瘍関連
　　　　髄膜炎などを十分に鑑別する．鑑別診断は患者により異なり，鑑別不十分と考えられる際
　　　　には専門医に速やかに相談する．

（上記の内容を p.xvii に図としてまとめた）

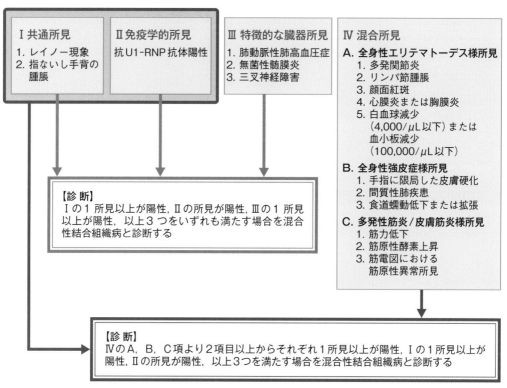

図　MCTD の改訂診断基準 2019

1. 抗 U1-RNP 抗体の検出は二重免疫拡散法あるいは酵素免疫測定法（ELISA）のいずれでもよい．
   ただし，二重免疫拡散法が陽性で ELISA の結果と一致しない場合には，二重免疫拡散法を優先する．
2. 以下の予後および臓器障害と関与する疾患標識抗体が陽性の場合は混合性結合組織病の診断は慎重に行う．
   ①抗二本鎖 DNA 抗体，抗 Sm 抗体
   ②抗トポイソメラーゼ I 抗体（抗 Scl-70 抗体），抗 RNA ポリメラーゼⅢ抗体
   ③抗 ARS 抗体，抗 MDA5 抗体
3. 小児の場合はⅣの A，B，C 項より 1 項目以上からそれぞれ 1 所見以上が陽性，Ⅰの 1 所見以上陽性，Ⅱの
   所見が陽性，以上 3 つを満たす場合を混合性結合組織病と診断する．
4. ことに，特徴的な臓器病変については十分な鑑別診断を要する．たとえば，無菌性髄膜炎をきたす疾患と
   して高頻度な感染性髄膜炎（主にウイルス性），薬剤性髄膜炎，腫瘍関連髄膜炎などを十分に鑑別する．鑑
   別診断は患者により異なり，鑑別不十分と考えられる際には専門医に速やかに相談する．

目 次 CONTENTS

第1章

混合性結合組織病（MCTD）の診断・評価

混合性結合組織病に特徴的な臨床症候，共通する症候は何か？

推 奨

①混合性結合組織病（MCTD）の診断においては，MCTD に共通する症候である「レイノー現象」，「指ないしは手背の腫脹」の有無を評価することを強く推奨する（エビデンスレベル D）.

[推奨度 A][同意度 5.0]

② MCTD の診断においては，MCTD に特徴的な臓器障害である「肺動脈性肺高血圧症（PAH）」，「無菌性髄膜炎」，「三叉神経障害」の有無を評価することを強く推奨する（エビデンスレベル D）.

[推奨度 A][同意度 4.9]

■文献抽出過程

　MEDLINE，医中誌，Cochrane Database の各データベースを用いて，MCTD に特徴的な臨床症候，共通する臨床症候について文献検索を行い，基礎研究や症例報告などを除いた 120 文献を一次スクリーニング対象とした．一次スクリーニングを行ったところ 103 文献が除外され，17 文献が二次スクリーニングの対象となった．ランダム化比較試験（RCT）および非ランダム化比較試験（NRCT）を本ガイドライン作成における参考文献と定義したが，該当する文献は存在しなかった．さらに 7 文献が除外され，最終的に 10 文献に基づいて narrative review として記載した．メタアナリシスは実施できなかった．

■背　景

　わが国の MCTD の 2019 改訂診断基準において，「レイノー現象」および「指ないしは手背の腫脹」が共通所見とされ，「PAH」，「無菌性髄膜炎」および「三叉神経障害」が MCTD における特徴的な臓器所見と定義されている[1].

　共通所見の有無は，免疫学的所見（抗 U1-RNP 抗体陽性）とともに MCTD の診断に必須である．また，特徴的な臓器障害の存在は，全身性エリテマトーデス（SLE）所見や強皮症（SSc）様所見，多発性筋炎（PM）様所見と同様に診断へつながる重要な所見である．

解　説 ‥‥‥‥‥‥‥‥‥‥‥‥‥‥‥‥‥‥‥‥‥‥‥‥‥‥‥‥‥

▶ MCTD に共通する症候

　MCTD では，レイノー現象と「指または手背の腫脹」が永く持続することが特徴

的である．このためこれらの症状は，MCTD に特徴的な共通症状として重視され，多くの症例において初発症状となっている．

1）レイノー現象

レイノー現象は MCTD の 80～90％以上にみられ，その頻度は SSc とほぼ同等である（SLE：21～44％，シェーグレン症候群：13％，関節リウマチ（RA）：～17％，PM：10％）[2,3]．寒冷曝露や情動ストレスにより指趾先端に誘発され，しびれ，痛み，異常感覚として自覚される．指趾先端の潰瘍や手指の短縮の頻度は，SSc と比較して少ないと報告されている．原発性レイノー現象においては，爪郭部毛細血管顕微鏡 nailfold capillaroscopy において異常所見は検出されないものの，MCTD においては，SSc や皮膚筋炎（DM）と同様に異常所見が検出されることがある[4-6]．そのため，レイノー現象を呈する患者において爪郭部毛細血管顕微鏡異常が検出された場合には MCTD を鑑別疾患の一つとして考慮する必要がある．

2）指ないしは手背の腫脹

「指ないしは手背の腫脹」は，MCTD の 60～94％にみられると報告されている[2-5]．指の腫脹は，「ソーセージ様指」とも呼ばれる．指の腫脹と指の付け根に腫脹があるが，指先は細いままで「先細り指」を呈することもある．これらの病変は手関節を越えることは少ない．指および手背の腫脹は 1 年中持続する．この対称的な「指ないしは手背の腫脹」の機序は明らかではないが，腱鞘滑膜炎や血管内皮障害がメカニズムの一つとして想定されている[4]．

▶ MCTD に特徴的な臓器障害

1）肺動脈性肺高血圧症（PAH）

PAH は，MCTD の 10～50％に合併する MCTD における最も代表的かつ生命予後にかかわる重要な臓器障害である[2,5]．肺高血圧症のなかでも，特に肺動脈楔入圧 pulmonary artery wedge pressure（PAWP）が 15 mmHg 以下の場合が PAH と定義される．

結合組織病における PAH の疫学データはいまだ十分に集積されていないが，わが国の PAH を伴う結合組織病 70 症例を対象としたコホート研究においては，MCTD において最も頻度が高く，43％（30/70 例）に PAH の合併が報告されている（SLE 29％，SSc 19％）[7]．

心エコー法は容易かつ非侵襲的に肺高血圧症の存在を推定することが可能なため，本症に対して有用な診断手段である．なお，肺高血圧症治療ガイドライン（2017 年改訂版）において，MCTD 患者では肺高血圧症を示唆する臨床所見や検査所見がな

くとも心臓超音波（心エコー）検査を行うことが望ましいとされている．また，右心カテーテル検査が実施できない場合においても慎重な経過観察と治療未実施であっても 3 ヵ月ごとの心エコー検査による再評価が推奨されている[8]．

2）無菌性髄膜炎

わが国の 152 症例の MCTD を対象とした報告において，けいれん，精神症状，感覚障害，脳血管障害，頭痛，めまいなどの中枢神経症状の合併が，17.1%（26/152例）に認められ，SLE 20.8%（106/508 例）と同程度であったと報告されている．中枢神経症状に占める無菌性髄膜炎の割合は，SLE 2.8%（3/106 例）に対し，MCTD 11.5%（3/26 例）と MCTD においてより高頻度であったことが報告されている[9]．

MCTD における無菌性髄膜炎の主な原因として，原疾患の活動性に伴ものと薬剤に起因するものが挙げられる[10]．薬剤性起因性の無菌性髄膜炎は，抗菌薬（ペニシリン，サルファ剤，ST 合剤，イソニアジド）や非ステロイド性抗炎症薬（NSAIDs；イブプロフェン，ジクロフェナク）によるものが報告されており，特にイブプロフェンを原因とする報告が多い．MCTD による無菌性髄膜炎は，さまざまな原因で発症するが，感染症とともに薬剤起因性無菌性髄膜炎も留意すべき病態と考えられる．

3）三叉神経障害

三叉神経障害は，わが国の MCTD の 2019 改訂診断基準において，唯一診断基準の項目に含まれる神経合併症である．顔面の三叉神経第 2 枝または第 3 枝のしびれ感を主体とした症状で，MCTD の約 10% にみられる[4]．三叉神経の分布に沿って「刺すような痛み」を生じる．通常，副腎皮質ステロイド薬は有効ではなく，抗てんかん薬（カルバマゼピン，フェニトイン，プレガバリンなど）が使用される．

本 CQ の科学的根拠のまとめ

「レイノー現象」および「指ないしは手背の腫脹」は，MCTD に共通する症候として診断に必須の項目である．また，「PAH」，「無菌性髄膜炎」，「三叉神経障害」は，MCTD に特徴的な臓器障害として，SLE 所見や SSc 様所見，PM 様所見と同様に診断へつながる重要な所見である．

いずれの症候も，他の全身性自己免疫疾患と比べ高頻度にみられるが，MCTD に特異的な症候とは言い難い．他疾患との鑑別，その他の原因の可能性を十分に評価し MCTD の診断へと繋げてゆくことが重要である．詳細については各項を参照されたい．

❖文献

1) Tanaka Y, Kuwana M, Fujii T, et al.: 2019 Digagnostic criteria for mixed connective tissue disease（MCTD）: From the Japan research committee of the ministry of health, labor, and welfare for systemic autoimmune diseases. Mod Rheumatol, 7: 1-5, 2020.

2) Ciang NCO, Pereira N, Isenberg DA: Mixed connective tissue disease-enigma variations? Rheumatology（Oxford）, 56(3): 326-333, 2017.

3) Ungprasert P, Crowson CS, Chowdhary VR, et al.: Epidemiology of mixed connective tissue disease, 1985-2014: A population-based study. Arthritis Care Res（Hoboken）, 68(12): 1843-1848, 2016.

4) Gunnarsson R, Hetlevik SO, Lilleby V, et al.: Mixed connective tissue disease. Best Pract Res Clin Rheumatol, 30(1): 95-111, 2016.

5) Szodoray P, Hajas A, Kardos L, et al.: Distinct phenotypes in mixed connective tissue disease: subgroups and survival. Lupus, 21(13): 1412-1422, 2012.

6) Grader-Beck T, Wigley FM: Raynaud's phenomenon in mixed connective tissue disease. Rheum Dis Clin North Am, 31(3): 465-481, 2005.

7) Shirai Y, Yasuoka H, Okano Y, et al.: Clinical characteristics and survival of Japanese patients with connective tissue disease and pulmonary arterial hypertension: A single-centre cohort. Rheumatology（Oxford）, 51(10): 1846-1854, 2012.

8) Fukuda K, Date H, Doi S, et al.: Guidelines for the treatment of pulmonary hypertension（JCS 2017/JPCPHS 2017）. Circ J, 83(4): 842-945, 2019.

9) 三森経世, 安岡秀剛, 鈴木美佐子, 他：混合性結合組織病の髄膜炎. 日本臨床免疫学会会誌, 23(6): 647-651, 2000.

10) Okada J, Hamana T, Kondo H: Anti-U1RNP antibody and aseptic meningitis in connective tissue diseases. Scand J Rheumatol, 32(4): 247-252, 2003.

CQ

1

推　奨

①混合性結合組織病（MCTD）合併妊娠は早産，低出生体重児などの胎児合併症のリスクとなりうるが，肺高血圧症などの重症な臓器障害を伴わない場合は許容することを弱く推奨する（エビデンスレベル D）.　　　　　　　　　　　　　　　　　[推奨度 B]［同意度 4.4］

② MCTD 患者の生命予後に影響する因子として肺高血圧症と重症間質性肺疾患の評価を行うことを強く推奨する（エビデンスレベル D）.　　　　　　　　　　　[推奨度 A]［同意度 5.0］

■文献抽出過程

　　PubMed，Cochrane Database，医中誌の各データベースを用いて，MCTD 患者の有病率，発症率，性差，好発年齢，遺伝性，妊孕性，予後について文献検索を行った．抽出された 105 文献（PubMed 64 文献，Cochrane Database 11 文献，医中誌 30 文献）を一次スクリーニング対象とした．基礎研究や症例報告などを除き，5 文献が二次スクリーニングの対象となった．ランダム化比較試験（RCT）および非ランダム化比較試験（NRCT）は抽出されず，コホート研究や大規模横断研究およびわが国における疫学調査や患者統計結果を総合し，narrative review として記載した.

■背　景

　　MCTD は 1972 年，Sharp らによって提唱された全身性エリテマトーデス（SLE），強皮症（SSc）および多発性筋炎（PM）などの所見を併せもつ血清抗 U1-RNP 抗体の高力価陽性を特徴とする独立した疾患である．しかし疾患概念が周知されているとは言いがたく，また 2 種以上の自己免疫疾患が合併した重複症候群との区別も曖昧な部分が多い.

　　その疫学や予後因子を検討することは，独立した疾患概念としての MCTD の確立の一助となると考えられる.

┃解　説 ⋯⋯⋯⋯⋯⋯⋯⋯⋯⋯⋯⋯⋯⋯⋯⋯⋯⋯⋯⋯⋯⋯⋯⋯⋯⋯⋯⋯⋯⋯⋯

▶ MCTD が好発する患者の特徴

　　厚生省研究班で 1998 年に実施された疫学調査では 6,840 人（95% 信頼区間〔CI〕5,700-8,000）であったが，特定疾患医療受給者数では 2014 年度 11,005 人と増加しており，わが国における有病率は 100,000 あたり 8 人程度と考えられる．女男比は

13.4/1 と女性に多く，平均年齢は 45 歳，推定発症年齢は平均 36 歳であり，年間 300 人以上の新患者の発生があると推定される[1,2]．1985〜2014 年のミネソタ州での前向きコホート研究では MCTD は年間 100,000 人あたり 2 人に発生し，女性 84%，平均年齢 48.1 歳[3]．ノルウェーの横断研究では MCTD 患者の有病率は成人 100,000 人あたり 3.8（95% CI 3.2-4.4），女男比は 3.3/1，MCTD 診断時の平均年齢は 37.9 歳（95% CI 35.3-40.4）[4] であり，有病率は欧米と比較するとわが国で高いが，発症年齢および女性に多い点は類似する．遺伝的背景因子については抗 U1-RNP 抗体と HLA との相関について報告されてきており，ノルウェーのコホート研究によると HLA-B*08 および HLA-DRB1*0401 が MCTD のリスク対立遺伝子として同定された[5]．わが国においては三森らにより DQB1*0302 との相関関係が報告されている[6]．

▶ 女性患者の妊娠出産における留意点

　　MCTD 患者における妊娠に関する報告はごく少数のみである．一般的に妊娠経過は良好と報告されている[7]が，肺高血圧症合併妊娠の場合は循環血漿量の増加により肺動脈圧を上昇させることから，収縮期肺動脈圧が 50 mmHg を超える高度の肺高血圧症を認める場合，妊娠は原則禁忌である[8]．胎児合併症については，スタンフォード大学の後ろ向きコホート研究では，MCTD 合併妊娠では全体の 39% が早産，低出生体重児が 63% と割合が高く[9]，通常抗 U1-RNP 抗体陽性例では皮疹を主とした新生児ループスのリスクとなることが知られており[10]，抗 U1-RNP 抗体陽性が SS-A/B 抗体同様に胎児房室ブロックのリスクとなるという報告も散見される[11]．肺高血圧症などの重要臓器障害がない場合は妊娠，出産は可能であるが，胎児合併症のリスクを十分説明した上で妊娠計画を行う必要があると考えられる．

▶ MCTD の生命予後に影響する因子

　　MCTD の生命予後は良好とされてきたが，厚生省研究班の報告によると初診時からの 5 年生存率は 93.7%，全国調査による主死因分析では，1）肺感染症（26.7%），2）肺高血圧症（16.7%），3）悪性腫瘍（11.7%），4）間質性肺炎（10.0%）と報告された[12]．ハンガリーの前向きコホート研究では（観察期間 13.1±7.5 年），観察期間中に 8% が死亡し，死亡原因は，1）肺動脈肺高血圧症（40.9%），2）心血管イベント（31.8%），3）感染症（13.6%）であり，死亡した患者では心血管イベント，二次性抗リン脂質抗体症候群，悪性腫瘍の存在が有意に高いことが示された[13]．またノルウェーの横断研究では正常な高解像度 CT（HRCT）患者の死亡率は 3.3% であるのに対して，重度の肺線維症を合併した患者では 20.8% であると報告されている[14]．肺高血圧症および重症間質性肺疾患は MCTD の重要な予後規定因子であると言える．

❖文献

1) 玉腰暁子, 大野良之, 佐々木隆一郎, 他：全国疫学調査による難病受療患者数の推計―柳川班 5年間 (1998-1992年度) の成績. 日本医事新報, 3601：49-52, 1993.

2) 東條 毅, 秋谷久美子, 鳥飼勝隆, 他：膠原病四疾患における肺高血圧症の頻度に関する全国疫学調査. 厚生省特定疾患皮膚・結合組織疾患調査研究班 混合性結合組織病分科会 平成10年度研究報告書, 3-6, 1999.

3) Ungprasert P, Crowson CS, Chowdhary VR, et al.: Epidemiology of mixed connective tissue disease, 1985-2014: A population-based study. Arthritis Care Res (Hoboken), 68(12): 1843-1848, 2016.

4) Gunnarsson R, Molberg O, Gilboe IM, et al.: The prevalence and incidence of mixed connective tissue disease: a national multicentre survey of Norwegian patients. Ann Rheum Dis, 70(6): 1047-1051, 2011.

5) Flåm ST, Gunnarsson R, Garen T, et al.: The HLA profiles of mixed connective tissue disease differ distinctly from the profiles of clinically related connective tissue diseases. Rheumatology (Oxford), 54(3): 528-535, 2015.

6) 三森経世, 桑名正隆, 岡野 裕：抗U1-RNP抗体産生および混合性結合組織病に関与する免疫遺伝学的要因. 皮膚・結合組織疾患調査研究班 混合性結合組織病分科会 平成9年度研究報告書, 29-33, 1998.

7) Kaufman RL, Kitridou RC: Pregnancy in mixed connective tissue disease: Comparison with systemic lupus erythematosus. J Rheumatol, 9(4): 549-555, 1982.

8) Petri M: Systemic lupus erythematosus and pregnancy. Rheum Dis Clin North Am, 20(1): 87-118, 1994.

9) Chung L, Flyckt RLR, Colón I, et al.: Outcome of pregnancies complicated by systemic sclerosis and mixed connective tissue disease. Lupus, 15(9): 595-599, 2006.

10) Provost TT, Watson R, Gammon WR, et al.: The neonatal lupus syndrome associated with U1RNP (nRNP) antibodies. N Eng J Med, 316(18): 1135-1138, 1987.

11) Acherman RJ, Friedman DM, Buyon JP, et al.: Doppler fetal mechanical PR interval prolongation with positive maternal anti-RNP but negative SSA/Ro and SSB/La auto-antibodies. Prenat Diagn, 30(8): 797-799, 2010.

12) 東條 毅, 秋谷久美子, 鳥飼勝隆, 他：混合性結合組織病 (MCTD) の生命予後調査. 厚生省特定疾患皮膚・結合組織疾患調査研究班 混合性結合組織病分科会 平成10年度研究報告書, 7-10, 1999.

13) Hajas A, Szodoray P, Nakken B, et al.: Clinical course, prognosis, and causes of death in mixed connective tissue disease. J Rheumatol, 40(7): 1134-1142, 2013.

14) Gunnarsson R, Aaløkken TM, Molberg Ø, et al.: Prevalence and severity of interstitial lung disease in mixed connective tissue disease: A nationwide, cross-sectional study. Ann Rheum Dis, 71(12): 1966-1972, 2012.

推　奨

①混合性結合組織病（MCTD）患者における臨床検査では抗 U1-RNP 抗体の測定を強く推
奨する（エビデンスレベル D）.　　　　　　　　　　　　　　　[推奨度 A][同意度 5.0]

②他疾患の疾患特異的抗体が陽性の場合は慎重に診断することを強く推奨する（エビデンスレ
ベル D）.　　　　　　　　　　　　　　　　　　　　　　　　[推奨度 A][同意度 5.0]

③MCTD 患者における生理機能/画像検査では診断基準項目に含まれた検査とともに心臓超
音波（心エコー）検査，肺機能検査，胸部 CT 検査，右心カテーテル検査を行うことを強
く推奨する（エビデンスレベル D）.　　　　　　　　　　　　　[推奨度 A][同意度 4.9]

■文献抽出過程

　　MEDLINE，医中誌，Cochrane Database の各データベースを用いて，有用な臨床
検査，生理機能検査，画像検査についてそれぞれを sub-question として文献検索を
行った．抽出された各々 123 文献，35 文献，33 文献のうち，タイトルとアブストラ
クトから一次スクリーニングにより基礎研究や症例報告など 92 文献，17 文献，21 文
献が除外され，31 文献，18 文献，12 文献を二次スクリーニング対象とした．ランダ
ム化比較試験（RCT）および非ランダム化比較試験（NRCT），さらに観察研究を含
め本ガイドライン作成における参考文献と定義し，フルテキスト抄読による二次スク
リーニングの結果，最終的に 3 文献，5 文献，5 文献が MCTD の診断評価に有用な
臨床検査，生理機能検査，画像検査の推奨文作成の対象文献として採用された．しか
しながらこれらの文献に RCT および NRCT は含まれておらず，以前の本邦 MCTD
診療ガイドライン改訂第 3 版（以下 MCTD ガイドライン）や MEDLINE での文献検
索も含め narrative review として記載した．

■背　景

　　MCTD における診断および評価における有用な検査として，まず抗 U1-RNP 抗体
陽性が必須の条件となる．さらにわが国の 2019 年改訂診断基準では特徴的な臓器所
見や混合所見の評価項目として白血球数/血小板数，筋原性酵素，筋電図所見が挙げ
られている．また付記には各疾患特異的な自己抗体（抗二本鎖 DNA 抗体，抗 Sm 抗
体，抗トポイソメラーゼ I 抗体，抗 RNA ポリメラーゼ III 抗体，抗 ARS 抗体，抗
MDA5 抗体）が記されており，これら抗体が陽性の場合には MCTD の診断は慎重に
する必要がある．さらに特徴的な臓器所見や混合所見の診断評価のためにはそれぞれ

の病変を判断するために各種の検査が必要となる.

解説 ....

▶ 臨床検査

　抗U1-RNP抗体はMCTD診断必須項目であるが，その他の膠原病でもしばしば認められ，全身性エリテマトーデス（SLE）では20〜40％，強皮症（SSc）では2〜14％，筋炎では6〜9％に認められる[1]．このため診断の感度は100％となるが，特にSLEとの鑑別において特異度は高くない[2]．またノルウェーの若年発症MCTDの長期コホート研究では，寛解状態の患者と比べ活動性のある患者では抗U1-RNP抗体価が高く，リウマトイド因子陽性を頻繁に認めた．さらに診断時のリウマトイド因子陽性は長期にわたる活動性の予後予測因子となっている[3]．一方でニューモシスチス肺炎の予防に使われるST合剤の有害事象は抗U1-RNP抗体陽性が有意な危険因子として抽出され[4]，病勢や有害事象の評価に関しても有用な可能性がある.

　また，SLE，SSc，筋炎などで分類，診断に重要なそれぞれの疾患標識抗体が検出された場合にはMCTDの診断は慎重に行う必要があるが，MCTDのコホート研究において，抗二本鎖DNA抗体陽性が3〜20％，抗Sm抗体陽性が7〜16％，抗トポイソメラーゼI抗体陽性が13％との報告があり[1,5]，総合的な評価・判断が必要である.

▶ 生理機能検査

　MCTDの生命予後に影響を及ぼす重要な病態として肺動脈性肺高血圧症（PAH）が挙げられる．その定義は右心カテーテル検査で実測した平均肺動脈圧25 mmHg以上が用いられ[6]，確定診断やその他肺高血圧症との鑑別，病態評価などに必須の検査とされる[7]．またMCTD 4例を含む膠原病患者74例において右心カテーテル検査で測定した平均肺動脈圧の上昇が間質性肺疾患の有意な独立した予後予測因子だったとの報告がある[8]．有用であるが侵襲的な検査であるため，適応を慎重に検討する必要があることはいうまでもない．リウマチ専門医診療を念頭に置いたMCTDのPAHの手引き改訂版[9]では右心カテーテルの施行は推奨されるも必須とはなっておらず，心エコー検査による三尖弁逆流速度3.4 m/s以上も診断の項目として記載されている．一方，非侵襲的な心エコー検査は簡便に行え，早期診断に基づいた早期治療による生命予後改善の観点から，臨床所見や他の関連検査における異常所見がなくても心エコー検査を行うことが望ましく，右心カテーテル適応の評価としても重要である．またPAH発症の予測因子としてMCTD 8例を含む膠原病患者78例に対して，ベースラインと6分間歩行による負荷後の心エコー検査，および電気的心臓計測による

Δ平均肺動脈圧/Δ心拍出量の増加が有用だったとの報告もある[10].

　肺機能検査は間質性肺疾患の重症度や進行度の評価に有用である．MCTD 39 例の
レトロスペクティブに行った 10 年以上にわたる縦断研究では，ベースライン時には
77％に肺間質性疾患を認め，52％に肺機能検査異常を認め，フォローアップ後では
%VC は大きな変化を認めなかったが，% DLco の有意な減少を認めた[11].　重症肺線
維症患者では正常から中等症患者に比較して% VC や% DLco が低下していた[12].　肺
高血圧症でも %DLco の低下が認められ，推定右室収縮期圧 40 mmHg 以上群の
MCTD では %DLco は有意に低かった[13].　また SSc ではあるが，合併する肺高血圧
症を診断するために右心カテーテル検査を行うべき症例を抽出できる基準の作成を目
的とした研究では，血清 NT-proBNP 高値，血清尿酸高値とともに心電図の右軸偏
位と% VC と %DLco の比の上昇を抽出している[14].

▶ 画像検査

　胸部単純 X 線写真や CT などの放射線検査は間質性肺疾患における重要な検査方
法である．Bodolay[15] らの報告では MCTD 144 例のうち高解像度 CT（HRCT）によ
るすりガラス陰影を認めたのは 78％であったのに対して，息切れなどを示したのは
56％，聴診上副雑音を聴取したのは 35％であり，自覚や診察所見では捉えることの
出来ない肺病変の評価が可能である．一方同報告では単純 X 線写真で 91％に肺中・
下部の所見を認めており，単純写真の評価が難しいことも示唆している．HRCT に
よる特に下葉の病変の面積割合を比較することで軽微な間質性肺疾患進行の評価が可
能[11]，HRCT で評価した重症の肺線維症は病変なしの群と比べ有意に死亡率が高い
といった報告もあり[12]，経時的な評価や重症度，予後の評価にも有用である．また
肺高血圧症を認める MCTD 18 例のうち放射線検査で 5 例（28％）に胸水を認め，そ
の中の 1 例のみが原病に伴う漿膜炎と診断され，残りは右心不全を認め胸水は心不全
を示唆していた[16].　HRCT による定性的な評価では大きく SSc 様と多発性筋炎/皮膚
筋炎（PM/DM）様の変化にわかれるといった報告がある一方で[17]，膠原病合併の間
質性肺疾患に関して HRCT のみから原病の診断が可能か否かの検討では，MCTD 4
例を含む膠原病 49 例において 45％で診断可能だったが，MCTD は全例で画像から
は診断出来ず，また SSc の正診率が 38％，PM/DM が 61％と，画像所見からその特
徴を規定して臨床診断を行うには限界があることも示唆される[18].

　一方で MRI は筋肉の浮腫や脂肪浸潤，形態的な変化などが評価できるため，筋炎
に対して有用な画像診断として使用されている[19].　また未治療 MCTD 8 例を含む膠
原病疾患 78 例において B 型ナトリウム利尿ペプチド（BNP）や心筋トロポニン T
などの血清マーカーの上昇は認めない心筋病変の評価としても有用と考えられる
が[20]，MCTD における意義や有用性についてさらなる検証が必要である．頭部 MRI

は一般的に中枢神経病変の評価，鑑別に重要な検査と考える．MCTD 20 例を含む膠原病 132 例における頭部病変（T2 高輝度）の評価では皮質髄質接合部に病変が多く認められ（49%），SSc と類似した傾向があるとの報告もあるが[21]，疾患固有の病変か否かの評価が難しい．

上部消化管 X 線造影検査は食道病変の評価に有用であり，蠕動運動や食道拡張などを見るために行われる．MCTD 14 例を含む 47 例の膠原病患者（73% に嚥下障害などの自覚症状を認める）において，食道内圧検査は 66%，造影検査は 56% で所見を認めたのに対し，上部消化管内視鏡検査では 33% と有意に低かったとの報告があるが[22]，内視鏡検査は粘膜の状態が詳細に確認できる利点を有するため，それぞれを適切に行うことが重要と考える．

❖文献

1) Cappelli S, Bellando Randone S, Martinović D, et al.: "To be or not to be," ten years after: Evidence for mixed connective tissue disease as a distinct entity. Semin Arthritis Rheum, 41(4): 589-598, 2012.
2) Dima A, Jurcut C, Baicus C: The impact of anti-U1-RNP positivity: Systemic lupus erythematosus versus mixed connective tissue disease. Rheumatol Int, 38(7): 1169-1178, 2018.
3) Hetlevik SO, Flatø B, Rygg M, et al.: Long-term outcome in juvenile-onset mixed connective tissue disease: A nationwide Norwegian study. Ann Rheum Dis, 76(1): 159-165, 2017.
4) Maezawa R, Kurasawa K, Arai S, et al.: Positivity for anti-RNP antibody is a risk factor for adverse effects caused by trimethoprim-sulfamethoxazole, a prophylactic agent for P. jiroveci pneumonia, in patients with connective tissue diseases. Mod Rheumatol, 23(1): 62-70, 2013.
5) Hajas A, Szodoray P, Nakken B, et al.: Clinical course, prognosis, and causes of death in mixed connective tissue disease. J Rheumatol, 40(7): 1134-1142, 2013.
6) Galiè N, Humbert M, Vachiery JL, et al.: 2015 ESC/ERS Guidelines for the diagnosis and treatment of pulmonary hypertension: The Joint Task Force for the Diagnosis and Treatment of Pulmonary Hypertension of the European Society of Cardiology (ESC) and the European Respiratory Society (ERS): Endorsed by: Association for European Paediatric and Congenital Cardiology (AEPC), International Society for Heart and Lung Transplantation (ISHLT). Eur Heart J, 37(1): 67-119, 2016.
7) 日本循環器学会，日本肺高血圧・肺循環学会，日本呼吸器学会，他合同：肺高血圧症治療ガイドライン（2017 年改訂版）．http://www.j-circ.or.jp/guideline/pdf/JCS2017_fukuda_h.pdf
8) Takahashi K, Taniguchi H, Ando M, et al.: Mean pulmonary arterial pressure as a prognostic indicator in connective tissue disease associated with interstitial lung disease: A retrospective cohort study. BMC Pulm Med, 16(1): 55, 2016.
9) 吉田俊治，深谷修作，京谷晋吾，他：混合性結合組織病（MCTD）の肺動脈性肺高血圧（PAH）診断の手引き改訂について．厚生労働科学研究費補助金難治性疾患克服研究事業 混合性結合組織病の病態解明と治療法の確立に関する研究，平成 22 年度総括・分担報告書，7-13，2011.
10) Kusunose K, Yamada H, Hotchi J, et al.: Prediction of future overt pulmonary hypertension by 6-min walk stress echocardiography in patients with connective tissue disease. J Am Coll Cardiol, 66(4): 376-384, 2015.
11) Kawano-Dourado L, Baldi BG, Kay FU, et al.: Pulmonary involvement in long-term mixed connective tissue disease: Functional trends and image findings after 10 years. Clin Exp Rheumatol, 33(2): 234-240, 2015.
12) Gunnarsson R, Aaløkken TM, Molberg Ø, et al.: Prevalence and severity of interstitial lung disease in mixed connective tissue disease: A nationwide, cross-sectional study. Ann Rheum Dis, 71(12): 1966-1972, 2012.
13) Wigley FM, Lima JAC, Mayes M, et al.: The prevalence of undiagnosed pulmonary arterial

hypertension in subjects with connective tissue disease at the secondary health care level of community-based rheumatologists (the UNCOVER study). Arthritis Rheum, 52(7): 2125-2132, 2005.

14）　Coghlan JG, Denton CP, Grünig E, et al.: Evidence-based detection of pulmonary arterial hypertension in systemic sclerosis: The DETECT study. Ann Rheum Dis, 73(7): 1340-1349, 2014.

15）　Bodolay E, Szekanecz Z, Dévényi K, et al.: Evaluation of interstitial lung disease in mixed connective tissue disease (MCTD). Rheumatology (Oxford), 44(5): 656-661, 2005.

16）　Luo YF, Robbins IM, Karatas M, et al.: Frequency of pleural effusions in patients with pulmonary arterial hypertension associated with connective tissue diseases. Chest, 140(1): 42-47, 2011.

17）　Yamanaka Y, Baba T, Hagiwara E, et al.: Radiological images of interstitial pneumonia in mixed connective tissue disease compared with scleroderma and polymyositis/dermatomyositis. Eur J Radiol, 107: 26-32, 2018.

18）　Daimon T, Johkoh T, Honda O, et al.: Nonspecific interstitial pneumonia associated with collagen vascular disease: analysis of CT features to distinguish the various types. Intern Med, 48(10): 753-761, 2009.

19）　Day J, Patel S, Limaye V: The role of magnetic resonance imaging techniques in evaluation and management of the idiopathic inflammatory myopathies. Semin Arthritis Rheum, 46(5): 642-649, 2017.

20）　Mavrogeni S, Markousis-Mavrogenis G, Koutsogeorgopoulou L, et al.: Cardiovascular magnetic resonance imaging pattern at the time of diagnosis of treatment naïve patients with connective tissue diseases. Int J Cardiol, 236: 151-156, 2017.

21）　Schedel J, Kuchenbuch S, Schoelmerich J, et al.: Cerebral lesions in patients with connective tissue diseases and systemic vasculitides: Are there specific patterns? Ann N Y Acad Sci, 1193: 167-175, 2010.

22）　Ling TC, Johnston BT: Esophageal investigations in connective tissue disease: Which tests are most appropriate? J Clin Gastroenterol, 32(1): 33-36, 2001.

CQ

3

混合性結合組織病の重症度を
どのように評価するか？

推 奨

混合性結合組織病（MCTD）患者における重症度の評価として，現行の重症度分類を使用することを弱く推奨する（エビデンスレベル D）.　　　　　　　　　　　[推奨度 B]［同意度 4.7］

■文献抽出過程

　　MEDLINE，医中誌，Cochrane Database の各データベースを用いて，MCTD の重症度について文献検索を行い，抽出された 91 文献を一次スクリーニング対象とした．MCTD の重症度に関する文献が少ないことから，ランダム化および非ランダム化比較試験に加えて，コホート研究や症例数の多い症例集積も本ガイドライン作成における参考文献と定義し，一次スクリーニングを行ったところ 67 文献が除外され，24 文献が二次スクリーニングの対象となった．最終的に 17 文献が除外され，残った 7 文献を MCTD の重症度評価における推奨文作成の対象文献とし，narrative review として記載した．

■背　景

　　現在 MCTD の診断基準の見直しが進められており，その表記と併せて，現行の MCTD の重症度分類を改訂したものを**表 1** に示す．この基準は，長年わが国において，臨床現場における診療方針の決定に加えて使用されており，また難病医療費助成制度における助成対象者の決定にも使用されている．

▌解　説　‥‥‥‥‥‥‥‥‥‥‥‥‥‥‥‥‥‥‥‥‥‥‥‥‥‥‥‥‥‥‥‥‥‥‥‥‥‥‥

　　従来，間質性肺疾患は MCTD の予後に重要な因子として知られており，「間質性肺疾患」を有する例は「中等症」，「急速進行性間質性肺疾患」「進行した間質性肺疾患」は「重症」とされている．今回の文献検索においても，Gunnarson らの 126 例の MCTD 患者を対象としたコホート研究において，重度の間質性肺疾患が死亡率と関連することが報告されている[1]．Kawano-Dourado らの 39 例の MCTD 患者のコホート研究においても，死亡例（3 例）の DLco は他の患者と比して低く，うち 2 例では，CT 上間質性肺疾患が認められていたことから，間質性肺疾患が MCTD の予後に関連する可能性が示唆され[2]，間質性肺疾患の有無は MCTD の重症度の評価に有用であると考えられる．

表 1　MCTD の重症度分類（案）

重症度	臓器障害	臨床所見
重症	中枢神経症状	痙攣，器質性脳障害，精神病，脳血管障害（頻度はまれ）
	無菌性髄膜炎	頭痛，嘔気，嘔吐（NSAIDs 誘発性に注意）
	肺動脈性肺高血圧症（最も重要な予後規定因子）	息切れ，動悸，胸骨後部痛
	急速進行性間質性肺疾患	急速に進行する呼吸困難，咳嗽
	進行した間質性肺疾患	動悸，息切れ，咳嗽
	血小板減少	出血傾向，紫斑
	溶血性貧血	高度の貧血
	下部消化管機能不全	吸収不良症候群，偽性腸閉塞
中等症	発熱	疾患活動性の高いときにみられる
	リンパ節腫脹	疾患活動性の高いときにみられる
	筋炎	筋力低下，筋痛，筋原性酵素上昇．ときに重症例あり
	食道運動機能不全	逆流性食道炎，胸やけ，心窩部痛
	漿膜炎	胸水，心嚢液貯留
	腎障害	タンパク尿（ネフローゼ症候群，腎不全もまれではあるがみられる）
	皮膚血管炎	紫斑，爪床出血，皮膚梗塞
	皮膚潰瘍，壊疽	重度の末梢循環障害による
	間質性肺疾患	進行は緩徐であるが，比較的早く進行する例もある
	末梢神経障害	三叉神経障害が多い
	骨破壊性関節炎	関節リウマチ様の関節破壊がときにみられる
軽症	レイノー現象	寒冷刺激による血管攣縮により手指の色調変化．ときに難治性
	手指ないし手背の腫脹	MCTD の診断上重要だが臨床的に問題となることはない
	紅斑	顔面，手掌などに多い
	手指に限局する皮膚硬化	軽度にとどまるが，手指の屈曲拘縮を来しうる
	非破壊性関節炎	関節破壊は通常ないがときにみられる

　一方で，すでに MCTD の重要臓器障害として知られている肺動脈性肺高血圧症（PAH）や無菌性髄膜炎と MCTD の重症度の関連を検討した文献はなかった．

　現行の重症度分類に記載のない項目に関しては，55 例の小児の MCTD のコホート研究において，診断時リウマトイド因子陽性が，長期間の疾患活動性と関連するとの報告があり[3]，診断時のリウマトイド因子の有無が MCTD の重症度評価に有用である可能性はあるが，この点に関しては他の文献においては検討されていない．

　重症度そのものではなく，疾患活動性に関しては，Lage らが，2010 年皮膚血管炎，呼吸機能の低下，中枢神経障害，重度の筋炎，尿タンパク・円柱などを含む指標を提唱しているが[4]，他のグループより，この指標の妥当性については検討がなされていない．

本 CQ の科学的根拠のまとめ

　間質性肺疾患が，MCTD の重症度の評価に重要であることは今回のシステマティックレビューにおいても確認ができた．一方，長年経験的に重要臓器障害として知られている PAH などに関しては，MCTD の重症度との関連を評価している文献

はなかった．また，現行の重症度分類に含まれない項目で，重症度の決定に有用である項目として複数の文献で評価されているものはなかった．

　以上により，今回のシステマティックレビューにおいて，現行の重症度分類を変更する根拠は見いだせなかった．しかし，現行の重症度分類を支持する根拠も乏しく，今後新たな重症度分類の作成に向けて，さらなる研究・検討が必要と考えられる．

❖文献

1) Gunnarsson R, Aaløkken TM, Molberg Ø, et al.: Prevalence and severity of interstitial lung disease in mixed connective tissue disease: A nationwide, cross-sectional study. Ann Rheum Dis, 71(12): 1966-1972, 2012.
2) Kawano-Dourado L, Baldi BG, Kay FU, et al.: Pulmonary involvement in long-term mixed connective tissue disease: Functional trends and image findings after 10 years. Clin Exp Rheumatol, 33(2): 234-240, 2015.
3) Hetlevik SO, Flatø B, Rygg M, et al.: Long-term outcome in juvenile-onset mixed connective tissue disease: A nationwide Norwegian study. Ann Rheum Dis, 76(1): 159-165, 2017.
4) Lage LV, Caleiro MTC, Carvalho JF: Proposed disease activity criteria for mixed connective tissue disease. Lupus, 19(2): 223-224, 2010.

第2章

混合性結合組織病（MCTD）の
臨床所見と治療

混合性結合組織病における肺高血圧症に対してどのように治療を行うか？

推 奨

①混合性結合組織病（MCTD）患者における肺動脈性肺高血圧症（PAH）に対して，選択的肺血管拡張薬を投与することを強く推奨する（エビデンスレベル D）.

[推奨度 A]［同意度 4.6］

② MCTD 患者における PAH に対して，治療経験豊富な施設で免疫抑制療法を実施することを強く推奨する（エビデンスレベル D）.　　　　　　　　[推奨度 A]［同意度 4.3］

■文献抽出過程

・選択的肺血管拡張薬

　　MEDLINE，医中誌，Cochrane Database の各データベースを用いて，PAH を伴う MCTD 患者に対する選択的肺血管拡張薬について文献検索を行ったところ，46 件が抽出された．その他の情報源（「結合組織病に伴う肺動脈性肺高血圧症診療ガイドライン」[13] 43・44 ページの文献リストのうち MCTD が対象に含まれている文献）から特定した追加的な 7 件を合わせた計 53 件のうち，重複を除いた 52 件を一次スクリーニング対象とした．CQ に合っていないもの，letter や系統的でない総説を除外して一次スクリーニングを行ったところ，34 件が除外され，18 件が二次スクリーニングの対象となった．最終的に 15 件が除外され，残った 3 件が MCTD 関連 PAH を伴う MCTD 患者への選択的肺血管拡張薬投与に関する推奨文作成の対象文献として採用された．うちランダム化比較試験（RCT）のサブ解析報告 1 件でメタアナリシスを実施した．残る 2 件は治療群のみの前向き観察研究とエビデンスレベルが低いため，narrative review として記載した．

・免疫抑制療法

　　MEDLINE，医中誌，Cochrane Database の各データベースを用いて，MCTD 患者における PAH について文献検索を行ったところ，37 件が抽出された．その他の情報源から特定した追加的な 1 件（Miyamichi S, et al. Circ J. 2011; 75: 2668-74）を合わせた計 38 件を一次スクリーニング対象とした．CQ に合っていないもの，letter や系統的でない総説を除外して一次スクリーニングを行ったところ，33 件が除外され，5 件が二次スクリーニングの対象となった．最終的に 2 件が除外され，残った 3 件が PAH を伴う MCTD 患者に対する免疫抑制療法についての推奨文作成の対象文献と

して採用された．メタアナリシス可能な文献は残らなかった．3 件のうち 2 件は単施設後ろ向きコホート研究，1 件は症例報告とエビデンスレベルが低いため，narrative review として記載した．

■ 背　景

CQ 5

MCTD は多彩な臓器病変を呈するが，そのうち肺高血圧症は予後不良の臓器病変の一つである．厚生省の MCTD 調査研究班では当初から肺高血圧症の重要性が認識され，世界に先駆けて 1998 年に行われた全国疫学調査によると，MCTD 患者 1,651 例中肺高血圧症合併例は 83 例（5%）であった[1]．ただし，右心カテーテル検査による確定診断を主体とした報告は少ない．Sharp らの米国単施設からの報告（1969〜1998 年の患者を対象）では，観察開始時点で 47 例中 4 例（9%）であり，平均 15 年の追跡で新たに 7 例が発症した（合計 11 例）[2]．ノルウェーからの多施設コホート研究（2005〜2008 年の患者を対象）では，観察開始時点で 147 例中 3 例（2%）と頻度は低いが，平均 5.6 年の追跡で新たに 2 例が発症した（合計 5 例）[3]．このように，肺高血圧症の頻度は一時点では 2〜9% であるが，経過を追跡することで累積的に発症していくことがわかる．

MCTD 患者では，肺高血圧症の病型分類のうち PAH（1 群）の頻度が高いが，左心疾患に伴う肺高血圧症（2 群），呼吸器疾患または低酸素血症に伴う肺高血圧症（3 群），慢性血栓塞栓性肺高血圧症（4 群）が起こりうる．MCTD に伴う PAH 診断時の年齢は，わが国の単施設報告（1970〜1990 年と 2000〜2009 年の患者を対象）では 37±12 歳[4]，ハンガリーの単施設の報告（1999〜2002 年の患者を対象）では 36.8±8.5 歳[5]，米国の大規模な多施設共同研究 REVEAL レジストリ（2006〜2007 年を対象）では 49.4±16.1 歳[6] と若年であった．MCTD 診断から PAH 発症までの罹病期間は，わが国では 4.3±4.7 年[4]，ハンガリーでは 8.4±4.1 年[5] と比較的短い罹病期間で発症する．また，PAH を伴う症例では，漿膜炎，皮膚病変（紅斑・光線過敏症），高 γ グロブリン血症，毛細血管拡張といった臨床特徴が有意に多くみられた[5]．PAH は予後不良であることから早期の診断が望ましく，MCTD の PAH 診断の手引き改訂版が作成されている[7]．

肺高血圧症は MCTD で主要な死因の一つである．厚生省研究班全国調査での 60 例の主死因分析によると，肺感染症（26.7%），肺高血圧症（16.7%），悪性腫瘍（11.7%），間質性肺炎（10.0%）の順で肺高血圧症の割合が高かった[8]．ノルウェーの 201 例の多施設コホート研究では，16 例の死亡例のうち，肺高血圧症が 8 例と最も多くを占め[9]，ハンガリーの 280 例の単施設コホート研究では，22 例の死亡例のうち，肺高血圧症が 9 例とやはり最も多くを占めた[10]．また，PAH 発症 50 例と非発症 230 例を比較すると，発症例のほうが有意に予後不良であった[10]．

選択的肺血管拡張薬のない時代，MCTD を含めた膠原病に伴う PAH 患者の予後

はきわめて不良であった[4].Sharp らの報告でも,47 例（うち肺高血圧症 11 例）の
うち観察期間内に 11 例が死亡し,そのうち肺高血圧症関連死は 6 例で,MCTD 診断
から肺高血圧症発症を経て死亡するまでの期間はわずか 5±2 年であった[2].しかし,
2000 年以降に選択的肺血管拡張薬が使用可能になると予後は飛躍的に向上した[2].ま
た,Sharp らは,MCTD に伴う肺高血圧症 11 例のうち,免疫抑制療法単独で 2 例の
軽快例と 1 例の寛解例を報告しており,免疫抑制療法が一部の症例で奏効することを
見いだしていた.したがって,選択的肺血管拡張薬と免疫抑制療法が治療法の主体と
考えられる.これらの治療が行われるようになった現状において,膠原病に伴う
PAH の 1 年生存率は英国（2001～2006 年）89%[11],米国 REVEAL レジストリ
（2006～2007 年）88%[6],中国（2006～2011 年）82%[12] であり,3 年生存率は英国
63%[11],中国 64%[12] と同様に低下傾向になっている.しかし,MCTD 患者に限定
した集団でこれらの治療法の有効性,安全性はこれまで検証されていないため,今回
システマティックレビューを行った.

▌解　説 ···

▶ 選択的肺血管拡張薬

　　この 20 年ほどの間に,PAH に対して選択的肺血管拡張薬が次々と開発され,わが
国でもプロスタサイクリン誘導体（エポプロステノール,ベラプロスト,トレプロス
チニル,イロプロスト）,選択的プロスタサイクリン受容体作動薬（セレキシパグ）,
エンドセリン受容体拮抗薬（ボセンタン,アンブリセンタン,マシテンタン）,ホス
ホジエステラーゼ（PDE）5 阻害薬（シルデナフィル,タダラフィル）,可溶性グア
ニル酸シクラーゼ刺激薬（リオシグアト）が承認された.PAH 患者を対象とした各
薬剤の RCT では,膠原病性は特発性に次いで 2 番目に多く,10～30% 程度を占めて
いる.さらにその基礎疾患は全身性強皮症（SSc）が主体であり,次いで全身性エリ
テマトーデス（SLE）で,MCTD は少数例しか含まれていない.したがって,
MCTD に伴う PAH に限定した RCT およびそのサブ解析はない.

　　MCTD に伴う PAH を含んだ患者対象に対して,選択的肺血管拡張薬を投与して
有効性あるいは安全性を検証した報告を検索したところ,セレキシパグのプラセボ対
照 RCT（GRIPHON 試験）のサブ解析報告 1 件と,ボセンタンおよびベラプロスト
の前向き観察研究が 1 件ずつ計 3 件抽出された.

　　セレキシパグの同報告では,37 例の MCTD 患者と 45 例の膠原病診断未報告患者
を合わせて治療群 45 例,プラセボ対照群 37 例に無作為に割り付けられている[14].
同報告からは,一次エンドポイントの morbidity/mortality 総合イベントに加えて 6
分間歩行距離,臨床症状増悪率,死亡率,有害事象発生率それぞれのアウトカムで,

MCTD／膠原病診断未報告例におけるセレキシパグの有効性は，SSc，SLE に伴う PAH に比べて不均一性は見出されなかった．同報告は RCT の事後解析という点から質が高いが，一方で MCTD と膠原病診断未報告例と一括されており，直接性が低い．

ベラプロスト徐放剤の報告は，4 例の PAH を対象としたオープンラベル介入研究で，うち 2 例が MCTD であった[15]．12 週後に肺血管抵抗の低下（298 → 205，457 → 369；単位は dyne・sec^{-1}・cm^{-5}）と 6 分間歩行距離の延長（492.2 → 512.2，371.8 → 462.2；単位は m）が得られた．ボセンタンの報告は，13 例の膠原病に伴う PAH を対象としたオープンラベル介入研究で，うち 1 例が MCTD であった[16]．12 週後に 6 分間歩行距離の改善（517 → 630；単位は m）が得られている．

まとめると，膠原病に伴う PAH では選択的肺血管拡張薬の有用性に関するエビデンスは高いが[13]，MCTD に伴う PAH を対象とした RCT およびそのサブ解析は現状でなく，システマティックレビューから MCTD 集団における有効性や安全性に関して結論は出せない．

▶ 免疫抑制療法

これまでステロイドを含めた免疫抑制療法のプラセボ対照 RCT は実施されていない．MCTD に伴う PAH を含む患者群を対象とし，ステロイドまたはステロイドと免疫抑制薬の組み合わせを投与して有効性あるいは安全性を検証した報告を検索したところ，コホート研究 2 件と症例報告 1 件の計 3 件が抽出された．

フランスの単施設コホート研究では，28 例の膠原病に伴う PAH 患者にステロイド大量に組み合わせたシクロホスファミド間欠静注療法（IVCY）を実施した[17]．1 年後に選択的肺血管拡張薬を追加することなく NYHA 分類 I／II 度かつ血行動態が安定した状態を有効と定義したところ，MCTD 8 例中 3 例が有効と判定された．わが国の単施設コホート研究では，膠原病に伴う PAH 患者に対してステロイド単剤または免疫抑制薬（主にシクロホスファミド〔CY〕）を組み合わせた治療を実施した 30 例を対象とした（うち 11 例は選択的肺血管拡張薬併用）[18]．3 ヵ月後の WHO 機能分類が I 度以上改善し，I／II 度となった例を有効と定義したところ，MCTD 14 例中 7 例が有効であった．また，症例報告では，MCTD に伴う PAH 患者 1 例にステロイドによる単独治療を行ったところ，1 ヵ月後に 6 分間歩行距離の改善（100 → 410；単位は m）と，NYHA 分類の改善（III 度→ I 度）が得られた[19]．

まとめると，MCTD に伴う PAH の一部で免疫抑制療法により機能分類の改善が得られる可能性はあるが，一定の治療プロトコールと評価指標による介入研究は抽出されなかった．したがって，現状ではエビデンスが乏しく，システマティックレビューから有効性や安全性に関して結論は出せない．

MCTD に伴う PAH に対象を限定したエビデンスは現状で乏しく，選択的肺血管拡張薬投与や免疫抑制療法に関する直接的な有効性・安全性の言及は困難である．一方，"結合組織病に伴う肺動脈性肺高血圧症ガイドライン"において選択的肺血管拡張薬の使用が推奨され，免疫抑制療法も治療経験豊富な施設での実施が提案されている[13]．免疫抑制療法については同ガイドラインのエビデンスの評価の中で有効例の多くは SLE と MCTD であったと記載されている．そのため，MCTD 集団に限定した本ガイドラインでは，選択的肺血管拡張薬投与や免疫抑制療法ともに強く推奨とするのが妥当と考えられる．

❖文献

1) 東條 毅，秋谷久美子，鳥飼勝隆，他：膠原病四疾患における肺高血圧症の頻度に関する全国疫学調査．厚生省特定疾患皮膚・結合組織疾患調査研究班 混合性結合組織病分科会 平成 10 年度研究報告書，3-6，1999.

2) Burdt MA, Hoffman RW, Deutscher SL, et al.: Long-term outcome in mixed connective tissue disease: Longitudinal clinical and serologic findings. Arthritis Rheum, 42(5): 899-909, 1999.

3) Gunnarsson R, Andreassen AK, Molberg Ø, et al.: Prevalence of pulmonary hypertension in an unselected, mixed connective tissue disease cohort: Results of a nationwide, Norwegian cross-sectional multicentre study and review of current literature. Rheumatology (Oxford), 52(7): 1208-1213, 2013.

4) Shirai Y, Yasuoka H, Okano Y, et al.: Clinical characteristics and survival of Japanese patients with connective tissue disease and pulmonary arterial hypertension: A single-centre cohort. Rheumatology (Oxford), 51(10): 1846-1854, 2012.

5) Vegh J, Szodoray P, Kappelmayer J, et al.: Clinical and immunoserological characteristics of mixed connective tissue disease associated with pulmonary arterial hypertension. Scand J Immunol, 64(1): 69-76, 2006.

6) Chung L, Liu J, Parsons L, et al.: Characterization of connective tissue disease-associated pulmonary arterial hypertension from REVEAL: Identifying systemic sclerosis as a unique phenotype. Chest, 138(6): 1383-1394, 2010.

7) 吉田俊治，深谷修作，京谷晋吾，他：混合性結合組織病（MCTD）の肺動脈性肺高血圧症（PAH）診断の手引き改訂について．厚生労働科学研究費補助金難治性疾患克服研究事業 混合性結合組織病の病態解明と治療法の確立に関する研究 平成 22 年度総括・分担研究報告書，7-13，2011.

8) 東條 毅，秋谷久美子，鳥飼勝隆，他：混合性結合組織病（MCTD）の生命予後調査．厚生省特定疾患皮膚・結合組織疾患調査研究班 混合性結合組織病分科会 平成 10 年度研究報告書，7-10，1999.

9) Szodoray P, Hajas A, Kardos L, et al.: Distinct phenotypes in mixed connective tissue disease: Subgroups and survival. Lupus, 21(13): 1412-1422, 2012.

10) Hajas A, Szodoray P, Nakken B, et al.: Clinical course, prognosis, and causes of death in mixed connective tissue disease. J Rheumatol, 40(7): 1134-1142, 2013.

11) Condliffe R, Kiely DG, Peacock AJ, et al.: Connective tissue disease-associated pulmonary arterial hypertension in the modern treatment era. Am J Respir Crit Care Med, 179(2): 151-157, 2009.

12) Hao YJ, Jiang X, Zhou W, et al.: Connective tissue disease-associated pulmonary arterial hypertension in Chinese patients. Eur Respir J, 44(4): 963-972, 2014.

13) 日本肺高血圧・肺循環学会：結合組織病に伴う肺動脈性肺高血圧症診療ガイドライン．レタープレス株式会社，2019.

14) Gaine S, Chin K, Coghlan G, et al.: Selexipag for the treatment of connective tissue disease-associated pulmonary arterial hypertension. Eur Respir J, 50(2): 1602493, 2017.

15) Ikeda D, Tsujino I, Sakaue S, et al.: Pilot study of short-term effects of a novel long-acting oral beraprost in patients with pulmonary arterial hypertension. Circ J, 71(11): 1829-1831, 2007.

16) Cozzi F, Montisci R, Marotta H, et al.: Bosentan therapy of pulmonary arterial hypertension in connective tissue diseases. Eur J Clin Invest, 36(Suppl 3): S49-S53, 2006.

17) Kamata Y, Nara H, Sato H, et al.: Effect of steroid pulse therapy on mixed connective tissue disease with pulmonary arterial hypertension. Ann Rheum Dis, 64(8): 1236-1237, 2005.

18) Sanchez O, Sitbon O, Jaïs X, et al.: Immunosuppressive therapy in connective tissue diseases-associated pulmonary arterial hypertension. Chest, 130(1): 182-189, 2006.

19) Yasuoka H, Shirai Y, Tamura Y, et al.: Predictors of favorable responses to immunosuppressive treatment in pulmonary arterial hypertension associated with connective tissue disease. Circ J, 82(2): 546-554, 2018.

CQ
5

混合性結合組織病の無菌性髄膜炎において，どのように治療を行うか？

推 奨

①混合性結合組織病（MCTD）患者における無菌性髄膜炎に対して，非ステロイド性抗炎症薬（NSAIDs）の投与を行わないことを強く推奨する（エビデンスレベル D）．

[推奨度 D]［同意度 4.9］

② MCTD 患者における無菌性髄膜炎に対して，グルココルチコイド（GC）を使用することを弱く推奨する（エビデンスレベル D）．

[推奨度 B]［同意度 4.8］

③ MCTD 患者において，神経精神ループス様のびまん性中枢神経症状の合併を認めた場合には免疫抑制薬の使用を弱く推奨する（エビデンスレベル D）．

[推奨度 B]［同意度 4.6］

■文献抽出過程

　　Pubmed，医中誌，Cochrane Database の各データベースを用いて，MCTD の無菌性髄膜炎の治療について文献検索を行い一次スクリーニングで抽出された 6 文献のうち，症例報告などの 5 文献が除外され，1 文献を二次スクリーニング対象とした．ランダム化比較試験（RCT）および非ランダム化比較試験（NRCT）を本ガイドライン作成における参考文献と定義し，無菌性髄膜炎に対する NSAIDs，GC および免疫抑制薬を対象としたところその 1 文献が除外され，最終的にすべての文献が除外された．エビデンスが限定的であるため，過去の症例報告 20 件に基づいて，narrative review として記載した．

■背　景

　　無菌性髄膜炎は 2019 年改訂基準において，三叉神経障害とともに特徴的な臓器所見の一つとして挙げられている．Bennet ら[1] は MCTD 患者 20 例を 5 年間追跡したところ，中枢神経障害を 55％に認め，その中でも無菌性髄膜炎の頻度が最も高かった（20％）と報告している．またその他の中枢神経障害として，神経精神ループスと同様の精神症状や痙攣，認知障害，横断性脊髄炎，肥厚性硬膜炎などの報告もある[2]．

　　わが国における三森らの報告[3]によると MCTD 152 例中 3 例に無菌性髄膜炎が認められたと報告されているが，うち 2 例はイブプロフェン髄膜炎と診断されている．またそれ以外の NSAIDs（スリンダク，ジクロフェナク，ロキソプロフェン，ナプロキセンなど）により誘発される可能性も示唆されている[2]．NSAIDs 以外にも抗菌薬（ペニシリン，サルファ剤，ST 合剤，イソニアジドなど），γグロブリン製剤やブシ

ラミン[4]にも注意が必要である．

　主症状は，頭痛および発熱である．必ずしも項部硬直やKernig徴候，Brudzinski徴候などの髄膜刺激症状が明瞭でない症例も存在する．通常，意識は清明で，傾眠傾向が生じる場合はあっても，昏睡や神経脱落症状が生じることはない．この場合は，無菌性髄膜炎以外の中枢神経症状やヘルペスウイルスなどによる（髄膜）脳炎を考慮すべきである．

　髄液検査において急性期典型例では，単核球優位の細胞数増加，初圧上昇，タンパク増加の上昇を認める．また，MCTDによる無菌性髄膜炎であっても，髄液所見で糖の低下や多核白血球増多を示す例も存在する．薬剤性も含め膠原病で無菌性髄膜炎が認められた場合，その疾患にかかわらず血清中抗U1-RNP抗体陽性症例が多いとする報告がある[4]．また一方で，髄液中の抗U1-RNP抗体が，薬剤によって誘発された髄膜炎とMCTDによる無菌性髄膜炎の鑑別に有用である可能性を示した症例報告がある[5]．

▌解　説 ∙∙∙

▶ 非ステロイド性抗炎症薬（NSAIDs）誘発性無菌性髄膜炎

　MCTDで無菌性髄膜炎をみた場合，原因薬剤の中止は最も重要である．過去の報告では，薬剤によって誘発された髄膜炎において，薬剤中止のみで改善したと考えられたのが7例[4-9]，それに追加してGC投与も行われたのが10例[3,4,10-15]（プレドニゾロン〔PSL〕10 mg/日 1例，20 mg/日 1例，30 mg/日 1例，35 mg/日 1例，40 mg/日 3例，ステロイドパルス後PSL 30 mg/日 1例，メチルプレドニゾロン〔mPSL〕80 mg 2日の後PSL 60 mg/日 1例，ベタメサゾン4 mg/日 1例），初回は中止のみ，2回目はGC投与（PSL 30 mg/日）も行われたのが1例[16]であった．これらの報告ではいずれの例も髄膜炎は軽快していた．NSAIDs（イブプロフェンおよびスリンダク）再投与による髄膜炎の再燃が4例[8,9,13,16]でみられ，うち3例では1～2時間で症状出現がみられている．

科学的根拠のまとめ

　MCTDの無菌性髄膜炎に対するNSAIDsについての文献は，症例報告のみが認められた．MCTDの無菌性髄膜炎をNSAIDsのみで治療した報告はなく，むしろイブプロフェンやスリンダクについては無菌性髄膜炎の原因薬剤と同定しえた報告が複数存在するため，NSAIDs非投与例に対してもNSAIDs投与は避けるべきと考えられた．またNSAIDs中止のみにて改善した例も複数報告されており，使用中に無菌性髄膜炎が発症した場合にはまず中止すべきと考えられた．

▶ 無菌性髄膜炎に対するグルココルチコイド（GC）の有用性

MCTD による髄膜炎と考えられた例では 7 例全例[1,4,5,17-19] で GC 投与（PSL 40 mg/日 1 例，60 mg/日 2 例，ステロイドパルス後 PSL 60 mg/日 2 例，PSL 1 mg/kg/日 1 例，用量不明 1 例）され，いずれも軽快していた.

科学的根拠のまとめ

MCTD の無菌性髄膜炎に対する GC についての成績は，上記のごとく症例報告のみが認められた. したがってエビデンスレベルはきわめて低いが，NSAIDs によって誘発された無菌性髄膜炎症例も含め，GC の有効性が示唆されている.

▶ 神経精神ループス様のびまん性中枢神経症状に対する免疫抑制薬の有用性

薬剤によって誘発された症例を含め，MCTD の無菌性髄膜炎に対する免疫抑制薬の使用例はみられなかったが，神経精神ループス様症状や脳炎の発現例では GC に加え免疫抑制薬を投与され改善した例もみられた. 黒木らは，ループス精神病に加えて膀胱・直腸障害を呈した MCTD 患者に，大量 GC 療法に加えてシクロホスファミド（CY）100 mg/日を併用したところ約 2 ヵ月で症状および検査所見の著明な改善を認めた症例を報告している[20]. また MCTD 患者で認められた強直性間代性痙攣に対して大量 GC 療法と CY 100 mg/日で治療したにもかかわらず再燃した症例にミゾリビン（MZR；300 mg/日）が有効であった症例も報告されている[21].

科学的根拠のまとめ

MCTD の中枢神経障害に対する免疫抑制薬についての文献は，ごく少数の症例報告のみであった. 無菌性髄膜炎症例に対する免疫抑制薬の使用報告はなく，脳炎，横断性脊髄炎，脳波異常を伴う痙攣発作など神経精神ループス様症状の併発例で免疫抑制薬を投与され改善した例が報告されている. したがって，無菌性髄膜炎とは異なるが，かかる病態が MCTD で認められたときには神経精神ループスに準じた免疫抑制薬の使用を考慮すべきと考えられた.

❖文献

1) Bennett RM, Bong DM, Spargo BH: Neuropsychiatric problems in mixed connective tissue disease. Am J Med, 65(6): 955-962, 1978.
2) 川畑仁人：Ⅲ. MCTD の病態別治療指針 10. 神経症状. 混合性結合組織病の診療ガイドライン（改訂第 3 版），三森経世 編，53-56，厚生労働科学研究費 難治性疾患克服研究事業 混合性結合組織病の病態解明と治療法の確立に関する研究班，2011.
3) 三森経世，安岡秀剛，鈴木美佐子，他：シンポジウム 6-2. 混合性結合組織病の髄膜炎. 日本臨床免疫学会会誌 23(6)：647-651, 2000.
4) Okada J, Hamana T, Kondo H: Anti-U1RNP antibody and aseptic meningitis in connective tissue diseases. Scand J Rheumatol, 32(4): 247-252, 2003.
5) Fujita Y, Fujii T, Nakashima R, et al.: Aseptic meningitis in mixed connective tissue disease: Cytokine and anti-U1RNP antibodies in cerebrospinal fluids from two different cases. Mod Rheumatol, 18(2): 184-188, 2008.

6) 松井太郎，中川慶一，山﨑啓史，他：非ステロイド性抗炎症薬投与で無菌性髄膜炎が誘発された抗 RNP 抗体陽性若年女性の 1 例．臨床神経学，58(1)：25-29，2018.

7) Karmacharya P, Mainali NR, Aryal MR, et al.: Recurrent case of ibuprofen-induced aseptic meningitis in mixed connective tissue disease. BMJ Case Rep, bcr2013009571, 2013.

8) Bernstein RF: Ibuprofen-related meningitis in mixed connective tissue disease. Ann Intern Med, 92(2 pt 1): 206-207, 1980.

9) Lorino GD, Hardin JG Jr.: Sulindac-induced meningitis in mixed connective tissue disease. South Med J, 76(9): 1185-1187, 1983.

10) 濱田　徹，他：無菌性髄膜炎と脊髄硬膜下血腫を合併した混合性結合組織病の 1 例．愛媛県立病院学会会誌，52：45-48，2018.

11) 浅野諒子，朴木博幸，木戸敏喜，他：薬剤性無菌性髄膜炎が疑われた，抗 U1-RNP 抗体陽性全身性エリテマトーデスの 1 症例．中部リウマチ，46(2)：22-23，2017.

12) 諫田淳也，竹内孝男，金田大太，他：抗 U1-RNP 抗体の関与に興味が持たれた非ステロイド性消炎鎮痛剤による無菌性髄膜炎の 1 症例．日赤医学，54(3)：319-326，2003.

13) Hoffman M, Gray RG: Ibuprofen-induced meningitis in mixed connective tissue disease. Clin Rheumatol, 1(2): 128-130, 1982.

14) Yasuda Y, Akiguchi I, Kameyama M: Sulindac-induced aseptic meningitis in mixed connective tissue disease. Clin Neurol Neurosurg, 91(3): 257-260, 1989.

15) 伊関千書，永沢　光，和田　学，他：混合性結合組織病に合併したイブプロフェン誘発髄膜炎の 2 症例．神経内科，70(3)：313-315，2009.

16) 豊田千純子，他：無菌性髄膜脳炎を繰り返した抗 RNP 抗体陽性の 1 例．神経内科，57(6)：517-520，2002.

17) 三間　聡，本間智子，菊池正俊，他：無菌性髄膜炎と著しい末梢神経障害を呈した mixed connective tissue disease（MCTD）の 1 例．日本臨床免疫学会会誌，14(1)：42-48，1991.

18) 塩沢俊一，塩沢和子，清水伸一，他：経過中に無菌性髄膜炎のみられた MCTD の 1 例．リウマチ，27(1)：16-22，1987.

19) 為金　現，他：無菌性髄膜炎を合併した混合性結合組織病の 2 例．臨床リウマチ，10：218-224，1998.

20) 黒木昌幸，岡山昭彦，桑田　剛，他：中枢神経ループス様症状を呈し Prednisolone と Cyclophosphamide の併用療法が有効であった混合性結合組織病の 1 症例．リウマチ，40(3)：627-632，2000.

21) 岸本順子，松井　聖，冨永幸治，他：中枢神経ループス様症状の病勢が脳波に反映され，ステロイドパルス療法とミゾリビンの併用療法が有効であった混合性結合組織病の 1 例．臨床リウマチ，13(3)：215-222，2001.

CQ
6

CQ 7 混合性結合組織病の三叉神経障害において，どのように治療を行うか？

推　奨

①混合性結合組織病（MCTD）患者における三叉神経障害に対してグルココルチコイド（GC）の使用を行わないことを弱く推奨する（エビデンスレベル D）.

[推奨度 C] [同意度 4.2]

② MCTD 患者における三叉神経障害に対して，カルバマゼピンなどの抗てんかん薬を投与することを弱く推奨する（エビデンスレベル D）. 　　　　　　　　[推奨度 B] [同意度 4.8]

■文献抽出過程

　　Pubmed，医中誌，Cochrane Database の各データベースを用いて，MCTD の三叉神経障害に対する GC，抗てんかん薬について文献検索を行い抽出された 1 文献のうち，ランダム化比較試験（RCT）および非ランダム化比較試験（NRCT）を本ガイドライン作成における参考文献と定義した場合にその 1 文献も除外され，最終的にすべての文献が除外された．エビデンスが限定的であるため，過去の症例報告 11 件に基づいて，narrative review として記載した.

■背　景

　　MCTD における三叉神経障害は，2019 年改訂基準では特徴的な臓器所見の一つとして挙げられている．Bennett らの報告[1] では，20 例を 5 年間追跡したところ 2 例（10％）に合併したと報告されている．三叉神経の 3 枝とも障害されうるが，第 2，第 3 枝領域が多く，一般に複数領域にわたる．片側性，両側性ともみられるが，初発時は片側性である[2]．障害領域の感覚鈍麻や異常知覚，疼痛，味覚異常などの症状を呈し，感覚障害が多いが，運動障害の合併が疑われた例も報告されている[1]．MCTDの初発症状の一つとして認められることもある[3-8]．特発性の三叉神経障害と比較して，MCTD では両側性の場合や持続的な疼痛を認める場合が多いとの記載もある[4]．強皮症（SSc）における三叉神経障害例では 45％に抗 U1-RNP 抗体陽性を認めたとする報告や[9]，三叉神経障害における膠原病合併例では MCTD が多いということ[10,11] からも MCTD もしくは抗 U1-RNP 抗体と三叉神経障害との関連が示唆されている．なお腫瘍や動脈瘤，頬・顎部病変，多発性硬化症などによる三叉神経障害も鑑別となる.

解　説 ‥‥‥‥‥‥‥‥‥‥‥‥‥‥‥‥‥‥‥‥‥‥‥‥‥‥‥‥‥‥‥‥‥‥‥‥

▶ 三叉神経障害に対するグルココルチコイド（GC）の有用性

　　MCTD に合併した三叉神経障害に対し，GC が投与された例では6例[1,3,7,12-14]が無効で，5例[2,4,12,15,16]で部分的に有効であったと報告されている．有効例のうち，プレドニゾロン（PSL）換算で50 mg/日を30日間，30 mg/日を20日間，20 mg/日を3ヵ月間使用し，感覚鈍麻が改善したとする報告[2]があるが，異常知覚は改善せずカルバマゼピンを併用された．この症例では他の MCTD の活動性は認めなかった．一方，CK 値の上昇を伴う筋力低下を認めた症例に合併した三叉神経障害が PSL 60 mg/日により部分的に改善したとする報告[4]がある．また井上らは多発関節炎を伴った MCTD 患者2例の三叉神経障害に PSL 40 および50 mg/日を使用している．2例とも関節症状は改善したものの，顔面のしびれの改善は悪く，PSL 50 mg/日を使用した患者でわずかに改善が認められた程度である[12]．さらにペインクリニックを訪れた MCTD 患者2例の三叉神経障害に PSL 15 mg/日を使用した報告でも軽度の改善にとどまっている[15]．なお，PSL 20 mg/日で部分的に三叉神経痛が改善したが，減量により再燃し，γグロブリン大量静注療法（2 g/kg/日を5日間）を6サイクル使用し著効，PSL を中止し得た症例が報告されている[16]．

科学的根拠のまとめ

　　MCTD の三叉神経障害に対する GC についての文献は，前記のごとく症例報告のみが認められた．エビデンスレベルはきわめて低く，有効であったとの報告もあるが部分的で，カルバマゼピンの併用を余儀なくされた例が多い．しばしば大量投与が行われているが，関節症状や筋症状に比べて治療反応性は悪いようである．症状出現からの期間，現病の活動性や症状の進行性，他の症状などを勘案すべきではあるが，GC の長期的な副作用を考慮すると有用性は乏しいと考えられる．

▶ 三叉神経障害に対する抗てんかん薬の有用性

　　PSL が無効であった異常知覚にカルバマゼピンとフェノバルビタールが有効であったとする1例報告[2]がある．本症例ではフルフェナジン，アミトリプチリン，アセチルサリチル酸，カフェイン，フェニトインが無効であった．カルバマゼピンと抗血小板薬（チクロピジン）にて改善を認め，再増悪時に星状神経節ブロックや高圧酸素療法で症状改善したとの報告が1例認められる[7]．

科学的根拠のまとめ

　　MCTD の三叉神経障害に対する抗てんかん薬についての文献は，前記のごとく症例報告2例のみが認められた．エビデンスレベルはきわめて低いが，特発性三叉神経痛においてもカルバマゼピンが第一選択薬とされており[17]，症状改善のためカルバ

マゼピンなどの抗てんかん薬の投与を考慮してもよいと考えられた。ただし発疹などの副作用が高頻度であることには留意が必要である。またカルバマゼピンやフェニトイン，バルビツール酸誘導体では CYP3A4 を誘導し，GC の作用を減弱することが報告されており，併用時は注意が必要となる。

❖文献

1) Bennett RM, Bong DM, Spargo BH: Neuropsychiatric problems in mixed connective tissue disease. Am J Med, 65(6): 955-962, 1978.
2) 明神和弘，太田仁士，池田久男：Mixed connective tissue disease における三叉神経障害とその治療薬剤に対する反応．臨床神経学，24：908-911，1984.
3) Vincent FM, Van Houzen RN: Trigeminal sensory neuropathy and bilateral carpal tunnel syndrome: The initial manifestation of mixed connective tissue disease. J Neurol Neurosurg Psychiatry, 43(5): 458-460, 1980.
4) Hojaili B, Barland P: Trigeminal neuralgia as the first manifestation of mixed connective tissue disorder. J Clin Rheumatol, 12(3): 145-147, 2006.
5) Searles RP, Mladinich EK, Messner RP: Isolated trigeminal sensory neuropathy: Early manifestation of mixed connective tissue disease. Neurology, 28(12): 1286-1289, 1978.
6) Edmondstone WM, Shepherd TH, Price DK, et al.: Mixed connective tissue disease presenting as trigeminal neuropathy. Postgrad Med J, 58(678): 237-238, 1982.
7) 竹田智雄，棚橋徳重，飯田宏樹，他：三叉神経障害を初期症状の一つとして認めた混合性結合組織病の1症例．日本臨床麻酔学会誌，9(5)：441-446，1989.
8) 木村 寛，將積日出夫：味覚障害を主訴とした混合性結合組織病例．耳鼻咽喉科臨床，108(7)：525-529，2015.
9) Farrell DA, Medsger TA Jr.: Trigeminal neuropathy in progressive systemic sclerosis. Am J Med, 73(1): 57-62, 1982.
10) Hagen NA, Stevens JC, Michet CJ Jr.: Trigeminal sensory neuropathy associated with connective tissue diseases. Neurology, 40(6): 891-896, 1990.
11) Lecky BR, Hughes RA, Murray NM: Trigeminal sensory neuropathy. A study of 22 cases. Brain, 110(Pt 6): 1463-1485, 1987.
12) 井上雄吉，杉本恒明，林 治朗，他：Trigeminal sensory neuropathy を合併した mixed connective tissue disease（MCTD）の2例．臨床神経学，23：75-82，1983.
13) 田中清高，塚田裕一，横田美幸，他：帯状疱疹および三叉神経障害を合併した混合性結合組織病（MCTD）の1症例．ペインクリニック，9：371-373，1988.
14) Nitsche A, Leiguarda RC, Maldonado Cocco JA, et al.: Neurological features in overlap syndrome. Clin Rheumatol, 10(1): 5-9, 1991.
15) 清水清美，小野弘子，田村 尚：ペインクリニックを受診した mixed connective tissue disease の2例．ペインクリニック，12：785-788，1991.
16) Danve A, Zabad R, Erickson A: Intravenous immunoglobulin for mixed connective tissue disease presenting with bilateral trigeminal neuropathy. Am J Ther, 25(3): e383-e385, 2018.
17) 一般社団法人日本ペインクリニック学会 神経障害性疼痛薬物療法ガイドライン改訂版作成ワーキンググループ：30. 三叉神経痛．神経障害性疼痛薬物療法ガイドライン 改訂第2版，101-104，2016.

推 奨

混合性結合組織病（MCTD）患者における全身性エリテマトーデス（SLE）様所見に対して，SLE の各病態に準じた治療を行うことを強く推奨する（エビデンスレベル D）.

[推奨度 A]［同意度 4.7］

■文献抽出過程

　MEDLINE，医中誌，Cochrane Database の各データベースを用いて，関節炎，リンパ節腫脹，紅斑，心膜炎および胸膜炎，白血球減少および血小板減少の治療についてそれぞれを sub-question として文献検索を行った．抽出された計 57 文献のうち，タイトルとアブストラクトから一次スクリーニングにより基礎研究や症例報告など計 51 文献が除外され，6 文献を二次スクリーニング対象とした．ランダム化比較試験（RCT）および非ランダム化比較試験（NRCT），さらに観察研究を含め本ガイドライン作成における参考文献と定義し，フルテキスト抄読による二次スクリーニングの結果，最終的にすべての文献が除外され，基準に合致した文献は得られなかった．そこで以前のわが国の MCTD 診療ガイドライン改訂第 3 版（以下 MCTD ガイドライン）や 2019 年 SLE の診療ガイドライン（以下 SLE ガイドライン），MEDLINE での文献検索に基づき，narrative review として記載した．また特徴や頻度についてはわが国の MCTD ガイドラインや MEDLINE での文献検索をもとに narrative review として記載した．

■背　景

　MCTD における SLE 様症状として，わが国の 2019 年改訂診断基準では①多発関節炎，②リンパ節腫脹，③顔面紅斑，④心膜炎または胸膜炎，⑤白血球減少（4,000/μL 以下）または血小板減少（100,000/μL 以下）が記載されている．SLE 様症状として最も多いのは関節炎であり，次に白血球減少であるが[1]，特に治療対象となるのは関節炎，心膜炎や胸膜炎，臨床症状を伴った血小板減少などである．しかしこれら MCTD における SLE 様症状の治療に対して，RCT および NRCT は行われておらず，現状エビデンスは乏しい．SLE や関節リウマチ（RA）などの該当する病態の治療を参照としているのが実情である．

■ 解　説 ………………………………………………………………………………

▶ 関節炎

　多発関節炎は SLE 様症状として最も多い症状であり 74〜95％に認められ[1-4]，一般には SLE と同様に骨破壊，関節変形をきたすことは少ないとされる．対称性でPIP 関節 proximal interphalangeal joint，MCP 関節 metacarpophalangeal joint などに多いとの報告がある[3]．一方，10〜18％で骨びらんや変形などをきたす症例が存在し，これは SLE と比べ多い．MCTD 発症から 5〜10 年でびらんを認め，特に抗CCP 抗体陽性例では頻度が高いが，陰性例でも骨びらんをきたすことがあるため注意が必要である[4]．

　治療に関して，ハンガリーの MCTD 280 例のコホート研究では[3]，低用量グルココルチコイド（GC）（≦20 mg/日），抗マラリア薬，またはメトトレキサート（MTX）で治療された．特にびらん性関節炎の患者は MTX 単独もしくは TNF 阻害薬の併用療法が行われ，MTX が効果的であったと報告されている．MCTD ガイドライン[5]では軽症の場合，外用薬や非ステロイド性抗炎症薬（NSAIDs）を使用し，NSAIDsが使用しにくい場合や効果不十分な場合には少量の GC が適応になるとされている．また慢性持続性の関節炎においては X 線所見で骨びらんがなく，抗 CCP 抗体陰性の場合には少量ステロイドが適応とされているが，プレドニゾロン（PSL）換算で 15 mg/日以上の使用でもコントロールがつかない症例や骨びらん，抗 CCP 抗体陽性症例では RA に準じて抗リウマチ薬や免疫抑制薬の使用を考慮する．ただし一部のNSAIDs（イブプロフェンやスリンダク）は無菌性髄膜炎の報告が多いため使用を避ける必要がある．一方，SLE ガイドライン[6]では NSAIDs，少量の GC の他に，ヒドロキシクロロキン（HCQ）により治療を行い，治療抵抗性の場合には MTX を用いることが推奨される．さらにコントロール不良の場合にはベリムマブや他の臓器病変に応じて免疫抑制薬（ミコフェノール酸モフェチル〔MMF〕，タクロリムス〔TAC〕，アザチオプリン〔AZP〕）を検討する．また RA 合併例では RA 治療に準じて生物学的製剤や JAK 阻害薬の使用も検討するとされるが，TNF 阻害薬は SLE 様症状をきたす可能性があるため慎重に適応を検討する必要があると考える．

▶ リンパ節腫脹

　18〜35％の頻度で認め[1,4,7]，疾患活動性の高いときにみられる．リンパ節腫脹に関しての治療は MCTD ガイドライン，SLE ガイドラインとも記載はなく，合併病態に応じた治療となる．しかし感染症やリンパ腫などの悪性疾患などによる場合もあり注意が必要である．

▶ 紅　斑

　顔面紅斑は 20〜37％の頻度で認められる[1,7]．SLE で認められる光線過敏症や脱毛なども認められることがあり[4]，治療に当たっては病変の適切な評価とともに併存する合併症に応じて治療法を検討する必要がある．ハンガリーのコホート研究では GC や抗マラリア薬が使用されているが[3]，わが国の SLE ガイドラインでは皮膚症状のみの場合ステロイド外用薬や TAC 外用薬の使用が推奨され[8]，難治例に対して HCQ の内服治療が考慮される[9]．さらに不応の場合には GC 内服，免疫抑制薬の治療が考慮されるが，皮膚病変に対しての GC の長期投与は副作用の観点から可能な限り速やかな減量，中止が推奨される[10]．

▶ 心膜炎/胸膜炎

　心膜炎 6〜22％，胸膜炎 6〜14％の頻度で認められる[1,2,11]．

　これら漿膜炎は MCTD ガイドライン[12]，SLE ガイドライン[13] とも GC が治療の主体である．GC に対する反応は良好とされているが，一部に心タンポナーデをきたす症例や難治例もあるため注意が必要である．両ガイドラインとも中等量以上の GC での治療を推奨している．MCTD ガイドラインでは，軽症例ではインドメタシンなどの NSAIDs 単独治療や少量 GC に反応するとされているが，重症例では免疫抑制薬の併用，心機能低下例では補助療法（利尿剤やカテコールアミン）を適時使用することとされている．一方，強皮症（SSc）のコンポーネントが強い症例では，心膜炎・心囊液貯留が SSc に関連した病態である場合があり，GC が無効な場合もあるため慎重に行う必要がある．SLE ガイドラインでは GC 治療抵抗例では必要に応じて免疫抑制薬（シクロホスファミド間欠静注療法〔IVCY〕など）の併用が提案されている．

▶ 血球減少

　白血球減少は関節炎に次いで SLE 様症状のなかで頻度が高く，44〜66％で認められ[1,4]，健常コントロールと比較すると SLE より軽度との報告がある[14]．一般に減少は軽度で，単独では臨床的に問題となることは少ない．通常合併病態に使用する GC により改善するため SLE ガイドラインには治療に関する記載はない．しかし薬剤や感染症による場合があり注意が必要である．

　また，血小板減少は 6〜15％で認められるが[1,3,4]，SLE と同様，免疫性血小板減少症と考えられている．軽度の場合であれば他の病態に準じた治療が選択されるが，血小板減少単独であれば，特発性血小板減少性紫斑病の治療適応，方法に準じ，GC，免疫抑制薬，免疫グロブリン静注療法，タンパク同化ステロイド，脾摘などが使用される[15]．SLE ガイドラインでは GC，HCQ で治療することを推奨し，治療抵抗例に

対して各種免疫抑制薬，さらにリツキシマブ（RTX），トロンボポエチン受容体作動薬，脾摘が提案されている[16]．RTX については，SLE 13 例，MCTD 3 例のレトロスペクティブな報告があり MCTD では 3 例とも完全奏効（血小板数 10 万/μL 以上）だった[17]．一方ハンガリーのコホート研究では経過中血栓性血小板減少性紫斑病/溶血性尿毒症症候群が 1%に認められ全例が亡くなっている[3]．緊急を要する致死的な病態であり，速やかな血漿交換および GC による治療が推奨される．

❖文献

1) 三森経世：Ⅰ．MCTD の疾患概要．混合性結合組織病の診療ガイドライン（改訂第 3 版），三森経世 編，2-6，厚生労働科学研究費 難治性疾患克服研究事業 混合性結合組織病の病態解明と治療法の確立に関する研究班，2011.

2) Gunnarsson R, Molberg O, Gilboe IM, et al.: The prevalence and incidence of mixed connective tissue disease: A national multicentre survey of Norwegian patients. Ann Rheum Dis, 70(6): 1047-1051, 2011.

3) Hajas A, Szodoray P, Nakken B, et al.: Clinical course, prognosis, and causes of death in mixed connective tissue disease. J Rheumatol, 40(7): 1134-1142, 2013.

4) Takasaki Y, Yamanaka K, Takasaki C, et al.: Anticyclic citrullinated peptide antibodies in patients with mixed connective tissue disease. Mod Rheumatol, 14(5): 367-375, 2004.

5) 藤井隆夫：Ⅲ．MCTD の病態別治療指針 9．関節炎．混合性結合組織病の診療ガイドライン（改訂第 3 版），三森経世 編，51-53，厚生労働科学研究費 難治性疾患克服研究事業 混合性結合組織病の病態解明と治療法の確立に関する研究班，2011.

6) 天野浩文：CQ20. SLE の関節炎のコントロールはどのように行うか？ 全身性エリテマトーデス診療ガイドライン 2019，厚生労働科学研究費補助金難治性疾患等政策研究事業自己免疫疾患に関する調査研究（自己免疫班），日本リウマチ学会 編，108-111，南山堂，2019.

7) Cappelli S, Bellando Randone S, Martinović D, et al.: "To be or not to be," ten years after: Evidence for mixed connective tissue disease as a distinct entity. Semin Arthritis Rheum, 41(4): 589-598, 2012.

8) 江畑 慧，吉崎 歩，佐藤伸一：CQ16. 皮疹の治療にステロイド外用薬は有用か？／CQ17. 皮疹の治療にタクロリムス外用薬は有用か？ 全身性エリテマトーデス診療ガイドライン 2019，厚生労働科学研究費補助金難治性疾患等政策研究事業自己免疫疾患に関する調査研究（自己免疫班），日本リウマチ学会 編，92-98，南山堂，2019.

9) 宇都宮 慧，尾山徳孝，小泉 遼，他：CQ19. 皮膚エリテマトーデスに対してヒドロキシクロロキンによる治療は有用か？ 全身性エリテマトーデス診療ガイドライン 2019，厚生労働科学研究費補助金難治性疾患等政策研究事業自己免疫疾患に関する調査研究（自己免疫班），日本リウマチ学会 編，101-105，南山堂，2019.

10) 白井剛志，石井智徳：CQ18. 皮疹の治療にグルココルチコイド内服は有効か？ 全身性エリテマトーデス診療ガイドライン 2019，厚生労働科学研究費補助金難治性疾患等政策研究事業自己免疫疾患に関する調査研究（自己免疫班），日本リウマチ学会 編，99-100，南山堂，2019.

11) Szodoray P, Hajas A, Kardos L, et al.: Distinct phenotypes in mixed connective tissue disease: Subgroups and survival. Lupus, 21(13): 1412-1422, 2012.

12) 岡田 純：Ⅲ．MCTD の病態別治療指針 8．漿膜炎．混合性結合組織病の診療ガイドライン（改訂第 3 版），三森経世 編，48-51，厚生労働科学研究費 難治性疾患克服研究事業 混合性結合組織病の病態解明と治療法の確立に関する研究班，2011.

13) 新納宏昭：CQ21. SLE の漿膜炎（胸膜炎・心膜炎・腹膜炎）に対する治療はどのように行うか？ 全身性エリテマトーデス診療ガイドライン 2019，厚生労働科学研究費補助金難治性疾患等政策研究事業自己免疫疾患に関する調査研究（自己免疫班），日本リウマチ学会 編，112-114，南山堂，2019.

14) Yang Z, Zhang Z, Lin F, et al.: Comparisons of neutrophil-, monocyte-, eosinophil-, and basophil-lymphocyte ratios among various systemic autoimmune rheumatic diseases. APMIS, 125(10): 863-871, 2017.

15) 諏訪 昭：Ⅲ．MCTD の病態別治療指針 2．血液障害．混合性結合組織病の診療ガイドライン

（改訂第 3 版），三森経世 編，21-27，厚生労働科学研究費 難治性疾患克服研究事業 混合性結合組織病の病態解明と治療法の確立に関する研究班，2011.

16）　天野浩文，新納宏昭：CQ23. SLE の自己免疫性血小板減少症に対する治療はどのように行うか？／CQ24. SLE における血栓性微小血管症に対する治療はどのように行うか？ 全身性エリテマトーデス診療ガイドライン 2019，厚生労働科学研究費補助金難治性疾患等政策研究事業 自己免疫疾患に関する調査研究（自己免疫班），日本リウマチ学会 編，120-132，南山堂，2019.

17）　Jovancevic B, Lindholm C, Pullerits R: Anti B-cell therapy against refractory thrombocytopenia in SLE and MCTD patients: Long-term follow-up and review of the literature. Lupus, 22(7): 664-674, 2013.

CQ

8

推　奨

混合性結合組織病（MCTD）患者における全身性強皮症（SSc）様所見に対して，SSc の各病態に準じた治療を行うことを弱く推奨する（エビデンスレベル D）．［推奨度 B］［同意度 4.4］

■文献抽出過程

　PubMed，医中誌，Cochrane Database から，設定したキーワードを用いて，MCTDにおける SSc 様所見について文献検索を行った．抽出された 159 文献（PubMed 108文献，医中誌 38 文献，Cochrane Database 13 文献）のうち，重複をのぞく 145 文献を一次スクリーニング対象とした．タイトルとアブストラクトによる一次スクリーニングにより基礎研究や症例報告などの 122 文献が除外され，23 文献を二次スクリーニング対象とした．ランダム化比較試験（RCT）および非ランダム化比較試験（NRCT）を本ガイドライン作成における参考文献と定義し，フルテキスト抄読による二次スクリーニングの結果，19 文献が除外され，残った 4 文献が MCTD における SSc 様所見の特徴についての参考文献として採用された．MCTD における SSc 様所見の頻度，治療法についての RCT および NRCT は見つからず，それらについては以前のわが国のガイドラインや比較的大規模の多施設共同研究の結果に基づき narrative review として記載した．

■背　景

　MCTD の臨床症状を構成する SSc 様所見として，わが国の 2004 年改訂診断基準では，①手指に限局した皮膚硬化，②肺線維症，拘束性換気障害（%VC＝80％以下）または肺拡散能低下（%DLco＝70％以下）（2019 改訂診断基準では"間質性肺疾患"と変更），③食道蠕動低下または拡張，の 3 項目が記載されている．いずれも SSc で高頻度に認められる病変であることから，皮膚硬化範囲が四肢末端に限局する SSc と MCTD との異同が論じられることはしばしばある．治療については，SSc の上記病変について，ある程度の効果を期待できる治療法は開発されつつあり，MCTD の場合もそれらを参考に治療されているのが実情である．

解　説 ··

▶ MCTD における SSc 様所見の特徴，頻度

　MCTD と SSc の遺伝的異同について，ノルウェーの多施設共同研究[1]で，155 人の MCTD（3 つの診断基準[2-4]のうち少なくとも 1 つを満たす），SSc 95 人，健常人 282 人の HLA を調べた報告がある．その中で，わが国の診断基準の SSc 様所見を有する 113 人の MCTD については，HLA-B*15 とオッズ比 1.69（95% 信頼区間〔CI〕1.06-2.68）で，HLA-B*18 とオッズ比 3.09（95% CI 1.34-7.11）で相関していたが，SSc では，これら 2 つの HLA ハプロタイプとは相関が認められなかったことより，SSc 様所見を有する MCTD と SSc とは，遺伝的に独立する疾患である可能性が示唆された．

　各病変の頻度については，100 人以上の比較的大きなコホート研究[5-7]によれば，強指症 sclerodactyly は 29〜55% に，肺病変は 29〜53% に，食道病変は 35〜70% に存在した．わが国の疫学調査（1992 年，1994 年）では，強指症は 58〜63% に，肺病変は 30〜49% に，食道病変は 22〜26% に存在していた[8]．なお，Cappelli らは，121 人の MCTD 患者において，平均 7.9 年間の観察で SSc への移行と，強指症がオッズ比 1.2（95% CI 1.0-1.4；$p=0.034$）で，食道病変がオッズ比 1.4（95% CI 1.2-1.7；$p<0.00$）で，独立して相関していたことを報告している[6]．

　毛細血管顕微鏡 capillaroscopy については，少数の小児例の研究だが，SSc に高頻度に認められるパターンが MCTD には認められないものの，健常人と比べると有意に MCTD 患者では異常が認められることが報告されており，診断感度の向上に毛細血管顕微鏡が有用である可能性が示唆された[9]．

　MCTD 患者においては高解像度 CT（HRCT）で肺野に異常が捉えられる症例は 52〜78% に存在する[10,11]．Saito らは 35 人の間質性肺疾患を有する MCTD と 35 人の間質性肺疾患を有する SSc の HRCT 像を比較したところ，すりガラス陰影の頻度は MCTD に少なく（11.4% vs 44.4% $p<0.0030$），蜂巣肺の頻度も MCTD に少なかった（51.4% vs 80% $p<0.00118$）．MCTD では小葉間隔壁の肥厚が優位なパターン（82.9% vs 42.9% $p<0.0005$）で，SSc では蜂巣肺が優位なパターン（44.4% vs 11.4% $p<0.0030$）であった[12]．Yamanaka らは，MCTD 患者の HRCT 像は，すりガラス影や網状影を主体とする SSc パターンと，浸潤影を主体とする多発性筋炎/皮膚筋炎（PM/DM）パターンとに，およそ半々に分けられることを報告している[13]．MCTD に伴う間質性肺疾患の多くは組織学的に非特異的間質性肺炎 non-specific interstitial pneumonia（NSIP）に分類され，通常型間質性肺炎 usual interstitial pneumonia（UIP）は少ない．慢性に経過する例がほとんどで，SSc に伴う間質性肺疾患の臨床症状に似る．ただし，蜂巣肺から呼吸不全へと移行する症例は SSc に比べて少ない[14]．MCTD と SSc においては，間質性肺疾患と食道運動不全の間に関連が認

められたというシステマティックレビューがある[15].

　MCTD の食道蠕動低下または拡張といった食道病変については，その頻度や性質を SSc との差異で明らかにした報告は見当たらない．MCTD の消化管病変は基本的に SSc のものと類似しており，食道平滑筋層の線維化により食道下部括約筋の弛緩，食道下部の蠕動運動低下が生じると考えられる．逆流した胃酸を再び胃におくれないことや，合併するシェーグレン症候群合併による唾液分泌低下により胃酸中和作用が減弱するため慢性の食道炎が起こるとも考えられている[16].

科学的根拠のまとめ

　MCTD は SSc の初期病変ではないか，という見方がいまだに一部の欧米の研究者に残っているのも，両者の差異を示す客観的でかつ科学的な証左が乏しいことに由来すると思われる．ノルウェーのコホート研究[1] では MCTD，SSc，筋炎，全身性エリテマトーデス（SLE）の疾患群における HLA ハプロタイプを比較しただけでなく，MCTD を各疾患コンポーネントでサブセットに分類して比較した．その結果，SSc 群で関連ハプロタイプとして挙がってこなかった 2 タイプが SSc 症状を有する MCTD 群で挙がってきたことは特筆に値するものと考える．今後は日本人患者における同様な研究や，抗 U1-RNP 抗体陽性の他の膠原病との比較研究が望まれる．

　毛細血管顕微鏡の研究では，少数の小児例のみの研究であるが，MCTD と SSc における差異が存在する可能性を示しており，今後の解析の蓄積が待たれる．なお，毛細血管顕微鏡における"MCTD パターン"を独自に定義しているグループも存在する[17] が，別のグループの研究で検出率が低い[18] ことや，世界的に汎用されるパターンになっていないことより本ガイドラインでは省いた．

　MCTD と SSc の間質性肺疾患における HRCT 像の差異については，取り上げられた 2 研究とも，発症・診断から CT 撮影までの期間に疾患群において開きがありバイアスリスクが存在する可能性や，所見の記載方法の不統一から比較できない点があるなど問題が残る．しかし，一定の割合で，MCTD と SSc における間質性肺疾患は画像的に一定の差異が存在することが示唆されている．

▶ MCTD における SSc 様所見の治療法

・皮膚硬化

　SSc の皮膚硬化が典型例においては浮腫期，硬化期，萎縮期と経過するのに対して，MCTD では病期が長くなっても浮腫期あるいは硬化期の初期程度で病変が持続するのが特徴である．SSc の場合，皮膚硬化が治療の対象になるのは，進行している時期の dcSSc（diffuse cutaneous systemic sclerosis）であり，lcSSc（limited cutaneous SSc）の場合は積極的な治療の対象とはならない．MCTD の皮膚硬化（強指症 sclerodactyly）の治療については，この強皮症の皮膚硬化の治療の原則を参考に，皮

表 1　SSc における皮膚硬化に対する CQ のまとめからの抜粋

CQ	推奨度	推奨文
CQ2 どのような時期や程度の皮膚硬化を治療の適応と考えるべきか？	2D	①皮膚硬化出現 6 年以内の dcSSc，②急速な皮膚硬化の進行（数ヵ月から 1 年以内に皮膚硬化の範囲，程度が進行）が認められる，③触診にて浮腫性硬化が主体である，のうち 2 項目以上を満たす例を対象とすべきと提案する
CQ3 副腎皮質ステロイドは皮膚硬化の治療に有用か？	2C	副腎皮質ステロイド内服は，発症早期で進行している例においては有用であり，投与することを提案する
CQ6 シクロホスファミドは皮膚硬化の治療に有用か？	2A	シクロホスファミドは皮膚硬化の治療の選択肢の 1 つとして考慮することを提案する
CQ8 他の免疫抑制薬で皮膚硬化の治療に有用なものがあるか？	2C	シクロスポリン A，タクロリムス，ミコフェノール酸モフェチルを皮膚硬化に対する治療の選択肢の 1 つとして提案する
CQ9 リツキシマブは皮膚硬化の治療に有用か？	2B	皮膚硬化に対する有効性が示されているが，安全性の観点から，適応となる症例を慎重に選択しながら投与することを提案する
CQ13 造血幹細胞移植は皮膚硬化の治療に有用か？	2A	皮膚硬化に対する有効性が示されているが，安全性の観点から，適応となる症例を慎重に選択して行うことを提案する
CQ14 光線療法は皮膚硬化の治療に有用か？	2C	長波紫外線療法は皮膚硬化の改善に有用である場合があり，行うことを提案する

（文献 19 より抜粋して引用）

CQ 9

膚硬化の進行が急速で今後，広範囲の皮膚硬化をきたすおそれがある場合には治療の対象となることを考慮して，**表 1** に"強皮症・限局性強皮症・好酸球性筋膜炎・硬化性萎縮性苔癬の診断基準・重症度分類・診療ガイドライン"[19] から皮膚硬化に関する CQ のまとめから，主に行うことが提案されているものに絞って抜粋した．

・間質性肺炎

　MCTD の間質性肺炎の治療に際しては，①慢性間質性肺炎（肺線維症），②急性間質性肺炎，③縮小肺，④器質化肺炎，の 4 種類に分けて考える必要がある．大多数は慢性型であり，他の病型はまれである．慢性型でも感染，手術（生検）などを契機に急性増悪を呈する場合がある．

　日常の生活指導としては，禁煙を指導し，気道感染の予防のため，うがいと手洗いを励行し，人混みでのマスク着用を勧める．インフルエンザウイルス，肺炎球菌に対するワクチン接種も推奨される．食道病変による誤嚥が間質性肺疾患の進行と関連する可能性があり，胃内容の逆流を減らす指導をする．

1）慢性間質性肺炎（肺線維症）

　慢性間質性肺炎の場合の薬物療法は SSc に伴う間質性肺炎の場合に類似するが，

多くは呼吸機能障害をきたすまで進行せず無治療でも安定する．この場合，副腎皮質ステロイドなどの薬物療法の効果は期待できず，積極的な治療の必要はない．画像検査や呼吸機能検査で進行がみられる場合は治療の対象となる．

a）シクロホスファミド（CY）

MCTD を含む SSc を対象とした履歴的調査やオープン試験によりシクロホスファミド（CY）投与による肺線維症の進行阻止が報告されてきた．さらに，この効果は RCT により確認された．経口投与または間欠静注療法が行われ，小〜中等量のステロイド薬が併用される場合が多い．ただし，長期安全性に対する懸念から，1 年以内の期間限定もしくは総投与量 36 g 以内で使用し，その後は他の免疫抑制薬に変更する．"強皮症・皮膚線維化疾患の診断基準・重症度分類・診療ガイドライン"[19] のなかでは，SSc 関連間質性肺疾患に対して CY の使用が推奨されている（推奨度 1A）．

b）ステロイド薬〔推奨度 C〕

有効とする症例報告もあるが，単独使用での有効性については否定的な報告も多い．ただし，中等量（0.5 mg/kg）以下のステロイド薬を CY やミコフェノール酸モフェチル（MMF）などの免疫抑制薬に併用することは"強皮症・皮膚線維化疾患の診断基準・重症度分類・診療ガイドライン"[19] でも SSc 関連間質性肺疾患に対して提案されている（推奨度 2D）．

c）他の免疫抑制薬（アザチオプリン〔AZP〕以外は保険適用外）

アザチオプリン（AZP），カルシニューリン阻害薬，MMF が用いられることがある．ただし，現時点で効果を示すエビデンスはない．"強皮症・皮膚線維化疾患の診断基準・重症度分類・診療ガイドライン"[19] のなかでは，SSc 関連間質性肺疾患に対して，AZP は CY 治療後の維持療法として使用することが提案され（推奨度 2C），MMF は CY の代替療法として提案され（推奨度 2C），シクロスポリン A（CsA），タクロリムス（TAC）はファーストライン治療薬として使用しないことが提案されている（推奨度 2D）．

d）ニンテダニブ

チロシンキナーゼ阻害剤であるニンテダニブは，抗線維化薬として全身性強皮症に伴う間質性肺疾患，および進行性線維化を伴う間質性肺疾患に承認されている．1 回 150 mg を 1 日 2 回，朝・夕食後に経口投与する．国際共同第Ⅲ相試験では，いずれの疾患に対しても，主要評価項目である投与 52 週までの努力肺活量の年間減少率は，プラセボ群との比較において統計学的に有意差が認められた．副作用としては，下痢，悪心などの胃腸障害の頻度が高い．

e）イマチニブ（保険適用外）

"強皮症・皮膚線維化疾患の診断基準・重症度分類・診療ガイドライン"[19] のなかでは，SSc 関連間質性肺疾患に対して，CY 不応もしくは忍容性から投与できない症

例に少量イマチニブの使用が選択肢の一つとして提案されている（推奨度2C）.

f）リツキシマブ（RTX；保険適用外）

"強皮症・皮膚線維化疾患の診断基準・重症度分類・診療ガイドライン"[19]のなかでは，強皮症関連間質性肺疾患に対して，CY不応もしくは忍容性から投与できない症例にRTXの使用が提案されている（推奨度2C）.

g）ピルフェニドン（保険適用外）

"強皮症・皮膚線維化疾患の診断基準・重症度分類・診療ガイドライン"[19]のなかでは，SSc関連間質性肺疾患に対して，CY不応もしくは忍容性から投与できない症例にピルフェニドンの使用が提案されている（推奨度2D）.

2）急性間質性肺炎

急性間質性肺炎または慢性型の急性増悪は急激な低酸素血症をきたし，放置すれば呼吸不全となり生命に危険が及ぶ可能性があるため，速やかな対処が必要である．必要に応じた酸素投与に加えて，ステロイド薬大量投与（プレドニゾロン〔PSL〕1 mg/kg/日またはメチルプレドニゾロン〔mPSL〕・パルス療法）を行う．初期には呼吸器感染症との鑑別が困難なことが多いため，抗菌薬の併用が望ましい.

3）縮小肺

縮小肺として症状がすでに完成していれば，無治療でよい．しかし，縮小肺の原因として考えられている繰り返す胸膜炎や横隔膜の筋炎を病初期に活動性とともに認める場合には中等量のステロイド薬（PSL 20〜30 mg/日）を試みる価値がある.

4）器質化肺炎

呼吸器症状が強い場合，呼吸機能障害を伴う場合，発熱などの全身症状を伴う場合にはステロイド薬を投与する．ステロイド薬に対する反応性は比較的良好であり，中等量のステロイド薬（PSL 20〜30 mg/日）で十分な場合が多い．ただし，反応性が不良の場合や再発を繰り返す場合にはステロイド薬の大量投与（PSL 1 mg/kg/日）を行う．一部で無治療でも自然寛快がみられることがある.

・逆流性食道炎

逆流性食道炎の治療については，主に生活指導と薬物治療が挙げられる．生活指導は，1）脂肪分の多い食事やチョコレート，過度な香辛料，アルコール，喫煙を避け，2）少量を頻回に摂取する食事形態とし，3）就寝前の食事を避け，食後数時間は横にならない，などの生活習慣の改善が重要である．表2に"強皮症・皮膚線維化疾患の診断基準・重症度分類・診療ガイドライン"[19]から上部消化管病変に関するCQのま

表2　SScにおける上部消化管病変に対するCQのまとめからの抜粋

CQ	推奨度	推奨文
CQ1 上部消化管病変の症状に対して生活習慣の改善は有用か？	1C	上部消化管病変の症状に対して生活習慣の改善を行うことを推奨する.
CQ2 上部消化管蠕動運動低下に消化管機能調整薬は有用か？	ドンペリドンとモサプリド，エリスロマイシン：1B．メトクロプラミド：2B．イトプリド，アコチアミド，トリメブチン：2C.	嚥下障害，逆流性食道炎などの消化管蠕動運動低下症状に対して胃腸機能調整薬にて治療を行うことを推奨する.
CQ3 胃食道逆流症にプロトンポンプ阻害薬（PPI）は有用か？	1A	胃食道逆流症に対してPPI投与を行うことを推奨する.
CQ4 六君子湯は上部消化管の症状に有用か？	2D	上部消化管蠕動運動異常の症状に対して六君子湯での治療を選択肢の一つとして提案する.
CQ5 上部消化管の胃食道逆流症に手術療法は有用か？	2D	胃食道逆流症に対して，限られた症例においてのみ，適切な術式での手術療法を選択肢の一つとして提案する.
CQ6 上部消化管の通過障害にバルーン拡張術は有用か？	2D	上部消化管の通過障害に対して，バルーン拡張術を選択肢の一つとして提案する.
CQ7 上部消化管の通過障害に経管栄養は有用か？	2D	上部消化管の蠕動低下や狭窄などによる通過障害に対して，空腸以降の蠕動が良好で通過障害が無い場合に，胃蠕動運動低下例に対して空腸栄養チューブを用いた経管栄養を選択肢の一つとして提案する.

（文献19より抜粋して引用）

とめから抜粋した．なお，10例のMCTD患者における副腎皮質ステロイドの投与前後で下部食道括約筋圧の改善がみられた報告があるが[20]，その後，副腎皮質ステロイドの効果についての論文は見当たらない．

・血管病変

　　MCTD診断基準におけるSSc様変化の項目に指尖潰瘍はないが，前ガイドラインでも指尖潰瘍含む血管障害に対する治療方針についての章があり，MCTDの末梢循環不全はSScと共通であると考えられることから，本ガイドラインでも参考としてわが国のSSc診療ガイドラインにおける血管病変に対するCQのまとめから抜粋した（表3）．

　科学的根拠のまとめ

　　MCTDのSSc様病変に対する治療については，MCTD患者を一部含むSScを対象とした履歴的調査やオープン試験により間質性肺炎に対するCY投与の効果は報告

表 3　SSc における血管病変に対する CQ のまとめからの抜粋

CQ	推奨度	推奨文
CQ2 禁煙は血管病変の予防・改善に有用か？	1C	喫煙は血管病変の危険因子であり，その予防・改善に禁煙を推奨する．
CQ3 カルシウム拮抗薬は血管病変に有用か？	1A	カルシウム拮抗薬はレイノー現象に対して有用であり推奨する．（皮膚潰瘍に対する有用性は不明）
CQ4 抗血小板薬あるいはベラプロストナトリウムは血管病変に有用か？	1C	抗血小板薬あるいはベラプロストナトリウムは強皮症のレイノー現象に有用であり推奨する．塩酸サルポグレラートは皮膚潰瘍に対しても有用である．
CQ5 プロスタグランジン製剤は血管病変に有用か？	1C	アルプロスタジルはレイノー現象と指尖潰瘍に対する治療として推奨する．
CQ7 抗トロンビン薬は血管病変に有用か？	1C	抗トロンビン薬は皮膚潰瘍に有用であり推奨する．
CQ8 エンドセリン受容体拮抗薬は血管病変に有用か？	ボセンタンの指尖潰瘍新生予防：1A，その他は 2C	ボセンタンを指尖潰瘍新生を予防する治療として推奨する．症例によってはレイノー現象や指尖潰瘍縮小，他の部位の潰瘍にも効果が期待できる．アンブリセンタンも既存の指尖潰瘍に対する治療の選択肢の一つとして提案する．
CQ9 ホスホジエステラーゼ 5 阻害薬は血管病変に有用か？	シルデナフィルのレイノー現象に対する治療：2B，その他は 2C	ホスホジエステラーゼ 5 阻害剤のうち，シルデナフィルをレイノー現象の緩和のための治療として提案するが，適応を慎重に考慮する必要がある．症例によっては指尖潰瘍の治療にも効果が期待できる．タダラフィルやバルデナフィルも症例によってはレイノー現象の治療の選択肢の一つとして提案する．
CQ10 高圧酸素療法は皮膚潰瘍・壊疽に有用か？	2D	高圧酸素療法は皮膚潰瘍治療に有用と考えられ，治療の選択肢の一つとして提案する．
CQ11 手術療法は皮膚潰瘍・壊疽に有用か？	1D，1D	皮膚潰瘍・壊疽に対して分層植皮術は有用であり推奨する． 皮膚潰瘍・壊疽に対し，安易な切断術は行わないことを推奨する．
CQ13 交感神経ブロックは血管病変に有用か？	2D	交感神経ブロックを血管病変に対する治療として選択肢の一つとして提案する．
CQ14 スタチンは血管病変に有用か？	2B	スタチンを血管病変に対する治療として提案するが，適応を慎重に考慮する必要がある．
CQ15 皮膚潰瘍・壊疽に有用な外用薬は？	1D	トラフェルミン，プロスタグランジン E1 軟膏，白糖・ポビドンヨード配合軟膏，ブクラデシンナトリウム軟膏は皮膚潰瘍の改善に有用であり推奨する．

（文献 19 より抜粋して引用）

されているものの，その他の病態や各種薬剤の効果についての研究はきわめて乏しいと言わざるをえない．わが国の以前の MCTD ガイドラインでも，間質性肺疾患や上部消化管病変，指尖潰瘍を含む血管障害に対する治療法や各薬剤の推奨度は基本的に SSc のガイドラインを参考・準拠しており，本ガイドラインでもそれに沿ったものとした．

❖文献

1) Flåm ST, Gunnarsson R, Garen T, et al.: The HLA profiles of mixed connective tissue disease differ distinctly from the profiles of clinically related connective tissue diseases. Rheumatology (Oxford), 54(3): 528-535, 2015.

2) Sharp GC: Diagnostic criteria for classification of MCTD. Mixed Connective Tissue Diseases and Antinuclear Antibodies, Kasukawa R, Sharp GC, Eds., 23-32, Elsevier, 1987.

3) Kasukawa R, Tojo T, Miyawaki S, et al.: Preliminary diagnostic criteria for classification of mixed connective tissue disease. Mixed Connective Tissue Diseases and Antinuclear Antibodies, Kasukawa R, Sharp GC, Eds., 41-47, Elsevier, 1987.

4) Alarcón-Segovia D, Villareal M: Classification and diagnostic criteria for mixed connective tissue disease. Mixed Connective Tissue Diseases and Antinuclear Antibodies, Kasukawa R, Sharp GC, Eds., 33-40, Elsevier, 1987.

5) Gunnarsson R, Molberg O, Gilboe IM, et al.: The prevalence and incidence of mixed connective tissue disease: A national multicentre survey of Norwegian patients. Ann Rheum Dis, 70(6): 1047-1051, 2011.

6) Cappelli S, Bellando Randone S, Martinović D, et al.: "To be or not to be," ten years after: Evidence for mixed connective tissue disease as a distinct entity. Semin Arthritis Rheum, 41(4): 589-598, 2012.

7) Szodoray P, Hajas A, Kardos L, et al.: Distinct phenotypes in mixed connective tissue disease: Subgroups and survival. Lupus, 21(13): 1412-1422, 2012.

8) 三森経世：Ⅰ. MCTD の疾患概要. 混合性結合組織病の診療ガイドライン（改訂第 3 版）, 三森経世 編, 2-6, 厚生労働科学研究費 難治性疾患克服研究事業 混合性結合組織病の病態解明と治療法の確立に関する研究班, 2011.

9) Ingegnoli F, Zeni S, Gerloni V, et al.: Capillaroscopic observations in childhood rheumatic diseases and healthy controls. Clin Exp Rheumatol, 23(6): 905-911, 2005.

10) Gunnarsson R, Aaløkken TM, Molberg Ø, et al.: Prevalence and severity of interstitial lung disease in mixed connective tissue disease: A nationwide, cross-sectional study. Ann Rheum Dis, 71(12): 1966-1972, 2012.

11) Fagundes MN, Caleiro MTC, Navarro-Rodriguez T, et al.: Esophageal involvement and interstitial lung disease in mixed connective tissue disease. Respir Med, 103(6): 854-860, 2009.

12) Saito Y, Terada M, Takada T, et al.: Pulmonary involvement in mixed connective tissue disease: Comparison with other collagen vascular diseases using high resolution CT. J Comput Assist Tomogr, 26(3): 349-357, 2002.

13) Yamanaka Y, Baba T, Hagiwara E, et al.: Radiological images of interstitial pneumonia in mixed connective tissue disease compared with scleroderma and polymyositis/dermatomyositis. Eur J Radiol, 107: 26-32, 2018.

14) 桑名正隆：Ⅲ. MCTD の病態別治療指針 5. 間質性肺疾患. 混合性結合組織病の診療ガイドライン（改訂第 3 版）, 三森経世 編, 35-38, 厚生労働科学研究費 難治性疾患克服研究事業 混合性結合組織病の病態解明と治療法の確立に関する研究班, 2011.

15) Hershcovici T, Jha LK, Johnson T, et al.: Systematic review: The relationship between interstitial lung diseases and gastro-oesophageal reflux disease. Aliment Pharmacol Ther, 34(11-12): 1295-1305, 2011.

16) 藤井隆夫：Ⅳ. MCTD における合併症対策 1. 消化管病変. 混合性結合組織病の診療ガイドライン（改訂第 3 版）, 三森経世 編, 59-60, 厚生労働科学研究費 難治性疾患克服研究事業 混合性結合組織病の病態解明と治療法の確立に関する研究班, 2011.

17) Granier F, Vayssairat M, Priollet P, et al.: Nailfold capillary microscopy in mixed connective tissue disease. Comparison with systemic sclerosis and systemic lupus erythematosus. Arthritis Rheum, 29(2): 189-195, 1986.

18) Wu PC, Huang MN, Kuo YM, et al.: Clinical applicability of quantitative nailfold capillaroscopy in differential diagnosis of connective tissue diseases with Raynaud's phenomenon. J Formos Med Assoc, 112(8): 482-488, 2013.

19) 強皮症・皮膚線維化疾患の診断基準・重症度分類・診療 GL 作成委員会 編：全身性強皮症・限局性強皮症・好酸球性筋膜炎・硬化性萎縮性苔癬の診断基準・重症度分類・診療ガイドライン. 金原出版, 2017.

20) Marshall JB, Kretschmar JM, Gerhardt DC, et al.: Gastrointestinal manifestations of mixed connective tissue disease. Gastroenterology, 98(5 pt 1): 1232-1238, 1990.

推 奨

混合性結合組織病（MCTD）患者における多発性筋炎/皮膚筋炎（PM/DM）様所見に対して，PM/DM の各病態に準じた治療を行うことを弱く推奨する（エビデンスレベル D）.

［推奨度 B］［同意度 4.7］

■文献抽出過程

・MCTD における PM/DM 様所見の特徴，頻度

　　MEDLINE，医中誌，Cochrane Database の各データベースを用いて，MCTD の PM/DM 様所見の特徴，頻度について文献検索を行い，抽出された 82 文献を一次スクリーニング対象とした．MCTD または筋炎について記載のないものを除外するよう一次スクリーニングを行ったところ 66 文献が除外され，16 文献が二次スクリーニングの対象となった．最終的に MCTD に伴う筋炎の特徴あるいは頻度について記載がない 10 文献が除外され，残った 6 文献が MCTD における PM/DM 様所見の特徴，頻度の解説の対象文献として採用された．すべての文献が症例報告形式あるいはレビューのみであり，内訳としては 3 文献が症例集積，3 文献がレビューであった．

・MCTD における PM/DM 様所見の治療法

　　MEDLINE，医中誌，Cochrane Database の各データベースを用いて，MCTD の PM/DM 様所見の治療について文献検索を行い，抽出された 120 文献を一次スクリーニング対象とした．MCTD，筋炎，治療について記載のないものを除外するよう一次スクリーニングを行ったところ 95 文献が除外され，25 文献が二次スクリーニングの対象となった．最終的に MCTD の筋炎について治療の記載のない 12 文献が除外され，残った 13 文献が MCTD における PM/DM 様所見の治療法の解説の対象文献として採用された．すべての文献が症例集積，単独症例報告，あるいはレビューのみであり，内訳としては 2 文献が症例集積，8 文献が単独症例報告，3 文献がレビューであった．

■背　景

・MCTD における PM/DM 様所見の特徴，頻度

　　MCTD は厚生労働省研究班の診断基準（2004）にもあるように，PM 様所見を伴う

ことがあるが，その特徴，頻度について記載のある文献は限定的である．

・MCTD における PM/DM 様所見の治療法

　　MCTD の PM/DM 様所見の治療法に関する既報のシステマティックレビューは検索の範囲ではない．また MCTD の病名でわが国で保険適用がある治療薬は，現時点でグルココルチコイド（GC）・アザチオプリン（AZP）・シクロホスファミド（CY）のみであるが，実際には，MCTD の PM/DM 様所見に対する治療は，表現型や重症度，合併病態の程度に応じて他のリウマチ性疾患の治療法を参考に個々に行われているのが実情である．

┃解　説 ……………………………………………………………………

▶ MCTD における PM/DM 様所見の特徴，頻度

　　MCTD における筋炎 myositis の特徴あるいは頻度で検索し抽出されたものは 6 文献，そのうち症例集積として特徴あるいは頻度について記載があるものは 3 文献，レビューの文献が 3 文献であった．

　　3 つの症例集積の文献のうち，1 つめの症例集積の文献では，ノルウェーでの 201 例の MCTD（Alarcon-Segovia & Villarrael の基準による）のコホート研究による症例集積で全体のうち 100 例（49.7％）が筋炎を伴っていた．同文献では，各種の自己抗体（抗カルジオリピン抗体，抗 SS-A 抗体，抗 SS-B 抗体，IgM RF，および抗 CCP 抗体）と，レイノー現象，肺高血圧症，筋炎，間質性肺炎，びらん性関節炎を変数に選び，non-hierarchical K-means cluster analysis で 3 つのクラスターに分類する横断的研究がされており，筋炎はクラスター 1（n=77）で 36.3％，クラスター 2（n=79）で 77.2％，クラスター 3（n=45）で 24.4％と，クラスター 2 で最も多くの割合でみられた（p<0.001）．クラスター 2 では筋炎の他に，間質性肺炎が 98.7％，食道運動低下が 89.8％と有意に多くの割合でみられた（p<0.001）．自己抗体に関しては，クラスター 1 で抗カルジオリピン抗体が 72.7％，クラスター 3 で抗 CCP 抗体が 68.8％と有意に割合が多かったが（p<0.001），筋炎の多いクラスター 2 で有意に高い自己抗体は認めなかった．生命予後に関しては，クラスター 1, 2, 3 ごとに死亡割合が 14.2％，2.5％，6.6％と，筋炎の多いクラスター 2 では最も良好であった[1]．

　　もう 1 つの症例集積の文献では，同じくノルウェーでの 52 例の小児の MCTD（Kasukawa または Alarcon-Segovia & Villarrael の基準による 16 歳未満発症かつ研究時も他疾患と分類されず MCTD と分類された症例）で，研究時および診療記録でわかる発症時などのデータについて横断的観察研究としてまとめられており，平均発

症年齢は 11.7 歳，観察研究時平均年齢は 28.0 歳であった．そのうち，PM 様所見を一度以上経過中に認めたものは 25 例（48.1％），内訳としては筋力低下が 19 例（36.5％），CK の上昇が 21 例（40.4％），筋電図での筋原性変化が 5 例（10.0％）であった．MCTD 発症時の PM 様所見は 17 例（32.7％）で認め，内訳としては筋力低下が 15 例（28.8％），CK の上昇が 13 例（25.0％），筋電図での筋原性変化は不詳であった．観察研究時（発症時からの平均年数 16.2 年）では，2 例（注：原文通り，おそらく誤記）（3.8％）で PM 様所見を認め，内訳としては筋力低下が 3 例（5.8％），CK の上昇が 1 例（2.0％）のみ，筋電図での筋原性変化は不詳であった．MCTD 発症時から研究時での時系列変化としては，全身性エリテマトーデス（SLE）様所見は 98.1％から 52.0％への低下，全身性強皮症（SSc）様所見は 25.0％から 69.2％への上昇，PM 様所見は 32.7％から 3.8％への低下となっており，他の所見に比べて PM 様所見は時間経過とともに陽性率が大きく低下していた[2]．

　3 つめの症例集積の文献では，サウジアラビアでの 6〜44 歳の 18 例の Alarcon-Segovia & Villarrael の基準による MCTD 患者の 18 例中 10 例（55.6％）で筋炎所見を伴っており，うち 1 例で SLE 様皮疹と皮膚筋炎（DM）様皮疹をともに伴っているとされた．また 2 例では心筋炎を伴っているとされた[3]．

　3 つのレビューの文献では，1 つめの文献では上述の横断的研究の文献を引用し，筋炎の多いクラスターは予後良好，小児の MCTD では筋炎様所見が多い，心筋炎は死亡原因になりうると紹介されている[4]．2 つめの文献では，MCTD では約 2/3 で軽症から重症の筋炎が認められ，抗 U1-RNP 抗体陰性の筋炎に比べてステロイドへの反応性がよく，病理学的には DM と鑑別は出来ず，筋組織に免疫グロブリンの沈着がみられ免疫複合体による病態と考えられるとされている[5]．もう 1 つのレビューの文献では，筋炎は発症時にはまれだが全体の経過を通しては 35〜79％でみられるとされ，筋炎の起きる分布は PM/DM と同じであるが PM/DM と比べて持続する筋損傷は少ないとしている．また病理データは限定的であり，MRI の意義に関する研究はいまだないとしている．また，2 つめの文献同様に，MCTD の筋炎は抗 U1-RNP 抗体陰性の筋炎に比べてステロイドへの反応性がよく，筋炎に関しては予後がよいと紹介している[6]．

科学的根拠のまとめ

　MCTD の筋炎について，コホート研究やケースコントロール研究の文献はなく，症例集積やレビューの文献のみが認められた．それら文献からは，エビデンスレベルはきわめて低いが，筋炎は MCTD の全経過中，約半数〜2/3 の症例で認められ，筋の罹患部位は PM/DM と類似しており，病理像は DM に近く，抗 U1-RNP 抗体陰性の筋炎に比べてステロイド反応性および予後が良好であることが示唆されたが，今後の研究が必要である．

▶ MCTD における PM/DM 様所見の治療法

1つめの症例集積の文献では，MCTD 18 例中 10 例で筋炎所見を伴い，全体では，GC，AZP，メトトレキサート（MTX），ヒドロキシクロロキン（HCQ），D-ペニシラミンが使用されていたが，それらの内訳や筋炎所見の有無別の内訳の記載はなかった[3]．

2つめの小児の MCTD の症例集積の文献（JMCTD 52 例中 25 例〔48％〕で筋炎所見あり）では，全経過を通じて，NSAIDs が 73％，GC を含む免疫抑制薬が 94％，プレドニゾロン（PSL）が 83％，抗マラリア薬が 83％，MTX が 69％，AZP が 19％，ミコフェノール酸モフェチル（MMF）が 6％，CY が 6％，シクロスポリン A（CsA）が 4％，リツキシマブ（RTX）が 2％，TNF 阻害薬が 6％で使用されていたが，同じく筋炎所見の有無別の内訳の記載はなかった[2]．

単独症例報告の 8 文献（うち 1 文献では 2 症例を紹介）では，9 症例中 3 症例が GC に反応性がよい筋炎で，それぞれで全経過中に使用されたものとして，GC 単独[7]，GC/MTX[8]，GC/MMF[9] で寛解導入維持されていた．残り 6 例は GC 抵抗性の筋炎を伴っており，GC/CsA/γ グロブリン大量静注療法[10]，GC/MTX/タクロリムス（TAC）/インフリキシマブ（IFX）/トシリズマブ（TCZ）[11]，GC/MTX/AZP/シクロホスファミド間欠静注療法（IVCY）[12]，GC/MTX/AZP[13]，GC/HCQ/MMF/MTX/AZP/IFX/RTX[9]，GC/HCQ/金製剤筋肉注射/IVCY/自己造血幹細胞移植[14]，となっており，いずれも筋炎症状は最終的に寛解あるいは改善しており，死亡例はなかった．

3つのレビュー文献のうち，2つでは筋炎特異的な治療法の記載はなく[5,15]，残りの 1 つでは PM に準じて治療し，PM 様所見が CK 高値の項目のみの場合は少量 GC でもよく反応するとされている[16]．

科学的根拠のまとめ

文献は症例報告およびレビューのみであり，エビデンスレベルはきわめて低いが，MCTD の筋炎の多くで GC が使用され，合併病態の治療も兼ねて免疫抑制薬が追加されている傾向があった．単独症例報告の文献の中ではステロイド抵抗性の筋炎のほうが多かったが，これは出版バイアスの影響もあると思われ，前半の「MCTD における PM/DM 様所見の特徴，頻度」システマティックレビューの結果からも MCTD での筋炎様所見の多くはステロイド反応性がよい傾向にあると考えられた．一方で，ステロイド抵抗性筋炎合併 MCTD 例では，全経過中では GC に加えて 2 種以上の免疫抑制薬などの治療薬の追加が必要であるケースが大半であった．

❖文献

1) Szodoray P, Hajas A, Kardos L, et al.: Distinct phenotypes in mixed connective tissue disease:

Subgroups and survival. Lupus, 21(13): 1412-1422, 2012.

2）Hetlevik SO, Flatø B, Rygg M, et al.: Long-term outcome in juvenile-onset mixed connective tissue disease: A nationwide Norwegian study. Ann Rheum Dis, 76(1): 159-165, 2017.

3）Rayes HA, Al-Sheikh A, Al Dalaan A, et al.: Mixed connective tissue disease: The King Faisal Specialist Hospital experience. Ann Saudi Med, 22(1-2): 43-46, 2002.

4）Martínez-Barrio J, Valor L, López-Longo FJ: Facts and controversies in mixed connective tissue disease. Med Clin (Barc), 150(1): 26-32, 2018.

5）Ciang NCO, Pereira N, Isenberg DA: Mixed connective tissue disease – enigma variations? Rheumatology (Oxford), 56(3): 326-333, 2017.

6）Gunnarsson R, Hetlevik SO, Lilleby V, et al.: Mixed connective tissue disease. Best Pract Res Clin Rheumatol, 30(1): 95-111, 2016.

7）Greenberg SA, Amato AA: Inflammatory myopathy associated with mixed connective tissue disease and scleroderma renal crisis. Muscle Nerve, 24(11): 1562-1566, 2001.

8）Lokesh S, Kadavanu T, Raghupathy, et al.: A rare case of mixed connective tissue disease (MCTD) with intricate features of lupus, polymyositis and rheumatoid arthritis presenting with severe myositis. J Clin Diagn Res, 9(3): OD05-OD07, 2015.

9）Bandelier C, Guerne PA, Genevay S, et al.: Clinical experience with mycophenolate mofetil in systemic autoimmune conditions refractory to common immunosuppressive therapies. Swiss Med Wkly, 139(3-4): 41-46, 2009.

10）Sato S, Yashiro M, Matsuoka N, et al.: Successful immunosuppressive treatment of mixed connective tissue disease complicated by microscopic polyangiitis. Tohoku J Exp Med, 239(2): 111-116, 2016.

11）Fujimoto M, Ikeda K, Nakamura T, et al.: Development of mixed connective tissue disease and Sjögren's syndrome in a patient with trisomy X. Lupus, 24(11): 1217-1220, 2015.

12）佐々木亜希子，佐々木 元，鹿間芳明，他：経過中に新たな自己抗体が出現した小児期発症混合性結合組織病：自己抗体と臨床所見の8年間の変遷．小児リウマチ，4(1)：20-25，2013.

13）Bonin CC, da Silva BSP, Mota LM, et al.: Severe refractory myositis in mixed connective tissue disease: A description of a rare case. Lupus, 19(14): 1659-1661, 2010.

14）Myllykangas-Luosujärvi R, Jantunen E, Kaipiainen-Seppänen O, et al.: Autologous peripheral blood stem cell transplantation in a patient with severe mixed connective tissue disease. Scand J Rheumatol, 29(5): 326-327, 2000.

15）Gunnarsson R, Hetlevik SO, Lilleby V, et al.: Mixed connective tissue disease. Best Pract Res Clin Rheumatol, 30(1): 95-111, 2016.

16）近藤啓文，石川 章：混合性結合組織病．医学のあゆみ，199(5)：376-380，2001.

CQ

10

推 奨

　小児の混合性結合組織病（MCTD）は，初発時に混合所見は乏しいことが多く，病期によって症状が徐々に加わってくるため，診断においては成人と異なった判断をすることを強く推奨する（エビデンスレベルD）． [推奨度A] [同意度4.2]

■文献抽出過程

　MEDLINE，医中誌，Cochrane Database の各データベースを用いて，小児のMCTD について文献検索を行い，抽出された 18 文献のうち，基礎研究や症例報告など 17 文献が除外され，1 文献を一次スクリーニング対象とした．ランダム化比較試験（RCT）および非ランダム化比較試験（NRCT）を本ガイドライン作成における参考文献と定義すると該当する文献はなかった．一次スクリーニングに残った 1 文献を症例集積研究として，日本小児リウマチ学会にて作成された小児慢性特定疾病制度の診断の手引[1] を Expert opinion として，小児の MCTD の特徴における推奨文作成の対象文献として採用した．

■背　景

　小児の MCTD は症例がきわめてまれで，個別症例報告は散見されるが症例集積による報告は，国内の 1 文献[2] のみであった．

┃解　説 ┈┈┈┈┈┈┈┈┈┈┈┈┈┈┈┈┈┈┈┈┈┈┈┈┈┈┈┈┈┈┈┈┈

　小児の MCTD の特徴に関する，多施設共同研究報告は存在しない．今回採用した報告は単施設での 1979〜2006 年の 27 年間 80 症例をまとめたものである．厚生労働省研究班の診断基準（2004）では発症時の診断感度が 30% と低く，多くの小児のMCTD の初期診断・治療機会を逃している可能性があるため，宮前ら[2] は新しい小児の MCTD 診断基準案を作成した．2015 年から開始された小児慢性特定疾病制度における診断基準[1] は，文献 2 を主に参考として日本小児リウマチ学会で作成された基準が用いられている．小児の MCTD では，レイノー現象と抗 U1-RNP 抗体陽性が最も頻度の高い所見であり，臨床症状としては，手指の腫張・浮腫や，顔面紅斑，多関節炎などの全身性エリテマトーデス（SLE）様症状と，検査所見として，筋原性酵素上昇や，筋電図や筋生検の異常を認める多発性筋炎（PM）様症状の他，検査所見と

表 1　対象症例のプロフィール

抗 dsDNA/抗 U1-RNP	症例数	診断基準合致性			症例数
		厚生省（旧）小児 SLE 基準	厚生省（旧）MCTD 基準	小児 MCTD 基準"横浜案"[3]	
A 群　+/−	48 例（60%）	○	×	×	48
B 群　+/+	22 例（27.5%）	○	○	○	4
		○	×	○	5
		○	×	×	9
		×	○	○	1
		×	×	×	3
C 群　−/+	10 例（12.5%）	○	×	○	1
		○	×	×	1
		×	○	○	1
		×	×	○	4
		×	×	×	3
計 80 例					計 80 例

○合致　×合致せず

（文献 2 より転載）

して高 γ グロブリン血症，リウマトイド因子陽性，斑紋型抗核抗体強陽性を認める傾向がみられる．これらの所見が病期によって徐々に加わっていく．また，今回の厚生労働省研究班研究をきっかけに日本小児リウマチ学会の理事を中心に小児の MCTD の特徴に関するアンケート調査を行ったところ，小児の MCTD は，混合症状というよりは，抗 U1-RNP 抗体陽性でレイノー現象が認められる他は，決定的な所見は乏しく，他症状が病期によって加わってくるというものであった．

本 CQ の科学的根拠のまとめ

　小児の MCTD は，抗 U1-RNP 抗体陽性であり，レイノー現象が最も頻度が高い（表 1）．それ以外の症状は，最初から混合している訳ではなく，病期によって症状が徐々に加わって行くことが特徴である．病初期はレイノー現象から発症することが多く，幼少期は手指の腫張・浮腫や顔面紅斑といった SLE 様症状を呈する．特に多関節炎の頻度が高く，重篤な腎障害の頻度は低い．青年期になるにつれ手指に限局した皮膚硬化などの全身性強皮症（SSc）様症状や筋痛や近位筋の筋力低下など PM 様症状が徐々に加わる．皮膚硬化が肘関節を越えて全身に及ぶことはまれである．重度の腎障害や中枢神経症状を伴うことはまれで，予後は食道機能低下や肺高血圧症の合併と伸展度による．検査所見としては，血清 IgG 値が高い傾向にあり，SLE と比較

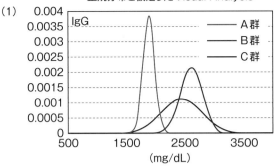

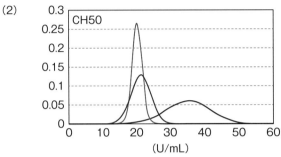

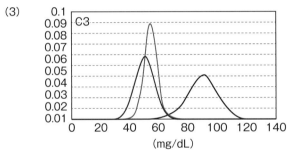

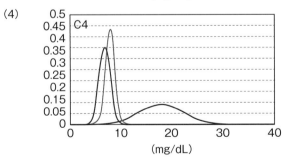

正規分布と仮定したVisual Analysis

(1) IgG

	IgG (mg/dL) [b]
A群	1886±104
B群	2614±185
C群	2445±354

(2) CH50

	CH50 (U/mL) [b, c]
A群	20.2±1.5
B群	21.4±3.1
C群	35.5±6.7

(3) C3

	C3 (mg/dL) [b]
A群	54.7±4.5
B群	50.7±6.9
C群	90.5±9.9

(4) C4

	C4 (mg/dL) [b, c]
A群	7.8±0.9
B群	6.7±1.1
C群	18.0±4.3

	⑤ Raynaud 現象 [a, b]	⑥ 抗核抗体 (斑紋型) [b]	⑦ リウマトイド因子 [b]
A群	14.9%	18.1%	18.2%
B群	54.6%	45.5%	33.3%
C群	80.0%	90.0%	62.5%

図2　群間で有意差のみられた臨床症状・検査所見

①血清 IgG，②CH50，③C3，④C4 各検査項目について，右表は平均±標準偏差の値と Tukey の多重解析の結果（a. $p<0.05$〔A-B 群間〕，b. $p<0.05$〔A-C 群間〕，c. $p<0.05$〔B-C 群間〕），左グラフは正規分布と仮定した各群の値の分布を示す．下表は⑤Raynaud 現象，⑥斑紋型抗核抗体，⑦リウマトイド因子のそれぞれ陽性率と Fisher の正確確率検定の結果（a. $p<0.05$〔A-B 群間〕，b. $p<0.05$〔A-C 群間〕，c. $p<0.05$〔B-C 群間〕）を示す．

（文献2より転載）

して補体価（CH50），C3，C4 の低下は顕著ではない．抗核抗体は斑紋型をとることが多い．

❖文献

1)　小児慢性特定疾病情報センター：診断の手引き 14．混合性結合組織病．https://www.shouman.jp/disease/instructions/06_04_014/
2)　Miyamae T, Ito S, Machida H, et al.: Clinical features and laboratory findings in children with both anti-dsDNA and anti-U1-RNP antibody. Nihon Rinsho Meneki Gakkai Kaishi, 31(5): 405-414, 2008.
3)　Yokota S, et al.: A criteria for mixed connec-tive tissue disease: A new proposal. J. Rheu-matol. 27(Suppl 58): 100, 2000.

CQ
11

推　奨

高齢者の混合性結合組織病（MCTD）は頻度が少なくその特徴は明らかでないが，高齢者
の特徴に留意した診断と治療を弱く推奨する（エビデンスレベル D）．[推奨度 B]［同意度 4.6］

■文献抽出過程

　　PubMed，医中誌，Cochrane Database から設定したキーワードを用いて高齢者の
MCTD の特徴についての文献検索を行った．抽出された 279 文献を一次スクリーニ
ング対象とした．タイトルとアブストラクトによる一次スクリーニングを行ったとこ
ろ直接的な高齢者の MCTD の特徴を示す文献は見つけられなかった．

■背　景

　　総務省によると 2017 年 10 月時点で 65 歳以上人口は，3,515 万人と人口全体の
27.7％を占め，今後さらに高齢化が進むことが予想されている．高齢発症関節リウマ
チ（RA）では，男性比率が高い，経過が比較的急性，発熱や体重減少などの全身症
状が強い，リウマトイド因子や抗 CCP 抗体の陽性率が低いなどの特徴が報告されて
いる．高齢者の RA 診療では，腎機能などの生理機能低下や併存症に配慮し，慎重に
薬剤の選択や投与量の調節を行う必要がある．同様に高齢者の MCTD においてもそ
の特徴の解明が期待されている．

┃解　説 ....

　　高齢者の MCTD の臨床的特徴を示す直接的なエビデンスは存在しない．MCTD
の有病率は 8/100,000 人程度と考えられており，結合織疾患の中でも比較的低い．患
者の平均年齢は 45 歳，推定発症年齢は平均 36 歳とされており，高齢化 MCTD，高
齢発症 MCTD はきわめて少ないことが推測される[1]．実際，厚生労働省 MCTD 調
査研究班の班内調査の 304 例中，発症年齢の推定が可能であった 299 例を用いた検討
では，発症年齢は 8〜63 歳であったとされており，この検討では 65 歳以上の高齢発
症は認めなかった[2]．一方，柏木らは経年的に発熱，紅斑，漿膜炎，筋炎などの炎症
性所見が消退し，皮膚硬化，肺線維症，食道機能異常などの線維性病変が優勢になる
傾向があると報告しており[3-4]，罹病期間の長い高齢化 MCTD においても同様の傾
向になることが予想される．

　　MCTD 患者に限らず高齢者では水分や脂肪分が減少し，薬物動態や薬力学が変化する[5-6]ため，薬物療法による有害事象が起こりやすい[7-8]．特に多剤併用により相互作用や薬物有害事象のリスクが高くなるため，多剤併用はなるべく避けることが肝要である[9-10]．さらに高齢者では免疫機能（特に獲得免疫能）が低下しており感染症に罹患しやすくなるので注意が必要である．

CQ
12

❖文献

1) 玉腰暁子，大野良之，佐々木隆一郎，他：全国疫学調査による難病受療患者数の推計―柳川班5 年間（1998-1992 年度）の成績．日本医事新報，3601：49-52，1993.
2) 岡本 尚：混合性結合組織病（MCTD）発症年齢の数理統計学的解析からの発症機構へのアプローチ．厚生労働科学研究費補助金 難治性疾患克服研究事業 混合性結合組織病に関する研究―混合性結合組織病の病態，治療と関連する遺伝的因子，自己抗体の研究― 平成 15 年度総括・分担研究報告書．24-27，2004.
3) Nimelstein SH, Brody S, McShane D, et al.: Mixed connective tissue disease: A subsequent evaluation of the original 25 patients. Medicine (Baltimore), 59(4): 239-248, 1980.
4) 柏木平八郎：混合性結合組織病；その経過と予後．日内会誌，85(8)：1265-1268，1996.
5) McLachlan AJ, Pont LG: Drug metabolism in older people--A key consideration in achieving optimal outcomes with medicines. J Gerontol a Biol Sci Med Sci, 67(2): 175-180, 2012.
6) McLachlan AJ, Hilmer SN, Le Couteur DG: Variability in response to medicines in older people: phenotypic and genotypic factors. Clinical pharmacology and therapeutics, 85(4): 431-433, 2009.
7) Akishita M, Teramoto S, Arai H, et al.: Incidence of adverse drug reactions in geriatric wards of university hospitals. Nihon Ronen Igakkai zasshi, 41(3): 303-306, 2004.
8) Gurwitz JH, Field TS, Harrold LR, et al.: Incidence and preventability of adverse drug events among older persons in the ambulatory setting. JAMA, 289(9): 1107-1116, 2003.
9) Chrischilles E, Rubenstein L, Van Gilder R, et al.: Risk factors for adverse drug events in older adults with mobility limitations in the community setting. J Am Geriatr Soc, 55(1): 29-34, 2007.
10) Kojima T, Akishita M, Nakamura T, et al.: Polypharmacy as a risk for fall occurrence in geriatric outpatients. Geriatr Gerontol Int, 12(3): 425-430, 2012.

推 奨

混合性結合組織病（MCTD）患者は橋本病などの自己免疫性甲状腺疾患の併発に注意して，甲状腺機能検査を行うことを弱く推奨する（エビデンスレベル D）． ［推奨度 B］［同意度 4.6］

■文献抽出過程

PubMed，医中誌，Cochrane Database から，MCTD 患者における悪性腫瘍，心血管イベント（心筋梗塞，狭心症），脳血管イベント（脳梗塞，脳出血），骨粗鬆症，代謝性疾患（ここでは特に脂質代謝異常症，糖尿病，甲状腺疾患を指す）の併発について文献検索を行った．抽出された 188 文献（PubMed 22 文献，医中誌 159 文献，Cochrane Database 7 文献）を一次スクリーニングの対象とした．症例報告などを除外し，1 文献が二次スクリーニングの対象となった．しかしランダム化比較試験（RCT）および非ランダム化比較試験（NRCT）やコホート研究に該当する文献は抽出されなかった．比較的大規模な横断研究や症例対照研究，症例報告などを総合して，narrative review として記載した．

■背　景

わが国では悪性腫瘍，心疾患，脳血管疾患による死亡者は，全死亡者数の半数以上を占め，これらの疾患は日本人の主たる死因である[1]．また骨粗鬆症は，わが国で 1,200 万人以上もの患者が推計されており，特に高齢者で頻度の高い疾患の一つである．骨折リスクを増大させ，骨折により日常生活動作（ADL）に大きな影響を及ぼしうるため，その予防が重要である[2]．脂質代謝異常症，糖尿病，甲状腺疾患などの代謝性疾患は，心疾患，脳血管疾患の主因である動脈硬化の危険因子であるとともに，骨密度減少にも影響する．代謝性疾患の予防，早期治療介入は，心疾患，脳血管疾患の発生リスクを低下させ，骨粗鬆症のリスク低減にも寄与すると考えられる．

悪性腫瘍，心血管イベント，脳血管イベント，骨粗鬆症，代謝性疾患は，MCTD 患者の生命予後や QOL に影響を及ぼす重要な併存症である．

▌解　説　···

MCTD 患者における悪性腫瘍の合併は，症例報告が散見されるのみである．合併する悪性腫瘍の種類は，悪性リンパ腫[3]，肝臓癌[4]，胸腺癌[5] など多岐にわたるが，

MCTD との関連を追求した研究自体がない．厚生省研究班の全国調査による MCTD 患者 60 例の主死因分析によると，悪性腫瘍は MCTD 患者の死因の 11.7％を占め，全体の第 3 位であった[6]．生命予後に影響を及ぼす併存症であるものの，MCTD と悪性腫瘍の関連は明らかではない．

Ungprasert ら[7]は，MCTD 患者の 6〜38％に無症候性の心電図異常や心臓超音波（心エコー）検査異常があることを報告している．また Hajas ら[8]は，MCTD 患者におけるビタミン D 欠乏は心血管疾患の罹患率を増加させること，MCTD 患者はアテローム動脈硬化が早期に発生することなどを報告している．しかし MCTD 患者での冠動脈疾患や脳血管疾患の合併率について言及した検討はなく，MCTD 患者における心血管イベント，脳血管イベントの併発率は不明である．

CQ
13

MCTD 患者における骨密度の調査は，Bodolay[9]らが報告している．58 例の MCTD 女性患者は，健常女性と比較し，腰椎の骨密度が有意に減少していることを示した．しかし骨粗鬆症の併発率には言及されていない．また MCTD 患者では，骨密度に与える影響が大きい副腎皮質ステロイドの投薬が実施されている症例が多い背景から，疾患と骨密度との直接的な関連を明らかにすることは困難であると推測される．

Sharp[10]らが，MCTD 患者における慢性甲状腺炎の合併率を発表して以降，MCTD 患者における自己免疫性甲状腺疾患の併発は複数報告されてきた[11-14]．2006 年に Biro[15]らは，159 例の MCTD 患者のうち 34 例（21.4％）に橋本病，4 例（2.5％）に Graves 病が合併していることを報告した．さらに MCTD 患者では，一般人口に比して，橋本病が 556 倍，Graves 病が 76 倍発症率が高いことも示している．しかし本検討はハンガリーの単施設による横断研究であり，同国とわが国での自己免疫性甲状腺疾患の発症率そのものに差異があるため，わが国での MCTD 患者における併発率はこの限りではない．またわが国での大規模研究はない．

脂質代謝異常症や糖尿病は，MCTD との関連を示す報告はなく，併発率は不明である．

MCTD 患者において，悪性腫瘍，心血管イベント，脳血管イベント，骨粗鬆症，代謝性疾患は，生命予後や QOL に影響を及ぼす重要な併存症であるが，これらに関連した研究報告は 1〜2 編にとどまり，後ろ向き単施設の研究であるため，エビデンスレベルは低く，今後の検討課題であるといえる．

❖文献

1) 厚生労働省：死亡数・死亡率（人口 10 万対），死因簡単分類別．平成 30 年（2018）人口動態統計月報年計（概数）の概況．https://www.mhlw.go.jp/toukei/saikin/hw/jinkou/geppo/nengai18/dl/h6.pdf．（参照 2019-09-15）
2) 骨粗鬆症の予防と治療ガイドライン作成委員会編：骨粗鬆症の予防と治療ガイドライン 2015

年版. ライフサイエンス出版, 2015.

3) Sekiguchi Y, Shimada A, Imai H, et al.: Epstein-Barr virus-negative, CD5-positive diffuse large B-cell lymphoma developing after treatment with oral tacrolimus for mixed connective tissue disease: A case report and review of the literature. J Clin Exp Hematop, 52(3): 211-218, 2012.

4) 物江恭子, 菅野有紀子, 斉藤広信, 他：混合性結合組織病に合併した肝細胞癌の1例. 日本消化器病学会雑誌, 104(4)：568-572, 2007.

5) Yoshidome Y, Hayashi S, Maruyama Y, et al.: A case of mixed connective tissue disease complicated with thymic carcinoma and Hashimoto's thyroiditis. Mod Rheumatol, 17(1): 63-66, 2007.

6) 東條 毅, 秋谷久美子, 鳥飼勝隆, 他：混合性結合組織病（MCTD）の生命予後調査. 厚生省特定疾患皮膚・結合組織疾患調査研究班 混合性結合組織病分科会平成10年度研究報告書. 7-10, 1999.

7) Ungprasert P, Wannarong T, Panichsillapakit T, et al.: Cardiac involvement in mixed connective tissue disease: A systematic review. Int J Cardiol, 171(3): 326-330, 2014.

8) Hajas A, Szodoray P, Nakken B, et al.: Clinical course, prognosis, and causes of death in mixed connective tissue disease. J Rheumatol, 40(7): 1134-1142, 2013.

9) Bodolay E, Bettembuk P, Balogh A, et al.: Osteoporosis in mixed connective tissue disease. Clin Rheumatol, 22(3): 213-217, 2003.

10) Sharp GC, Irvin WS, Tan EM, et al.: Mixed connective tissue disease--an apparently distinct rheumatic disease syndrome associated with a specific antibody to an extractable nuclear antigen (ENA). Am J Med, 52(2): 148-159, 1972.

11) Tosimic M, Hojker S, Zaletel-Kragelj L, et al.: Prevalence of autoimmune thyroid disease (AITD) in patients with mixed connective tissue disease (MCTD). Clin Rheumatol, 14(3): 379-380, 1995.

12) Inokuchi T, Moriwaki Y, Ka T, et al.: A case of Graves' disease complicated with mixed connective tissue disease. Acta Med Hyogo, 34(1): 137-139, 2009.

13) 嶋田一也, 安藤純子, 内田賢造, 他：慢性甲状腺炎を合併した混合性結合組織病（MCTD）の1例. 埼玉医学会雑誌, 37(3)：323-326, 2002.

14) 岡田英里子, 池田隆明, 渡辺秀樹, 他：混合性結合組織病と慢性甲状腺炎を合併した自己免疫性肝炎の1例. 肝臓, 43(5)：232-237, 2002.

15) Biró E, Szekanecz Z, Czirják L, et al.: Association of systemic and thyroid autoimmune diseases. Clin Rheumatol, 25(2): 240-245, 2006.

CQ **14** 混合性結合組織病患者の QOL，QOL に影響する因子，日常生活指導は？

推 奨

混合性結合組織病（MCTD）患者では患者報告アウトカム（PRO）による QOL 評価を弱く推奨する（エビデンスレベル D）. [推奨度 B][同意度 4.8]

■文献抽出過程

　MEDLINE，医中誌，Cochrane Database の各データベースを用いて，QOL について文献検索を行い，抽出された 15 文献を一次スクリーニング対象とした．そのうち，MCTD の QOL に言及のない 12 文献が除外され，3 文献が二次スクリーニングの対象となった．最終的に客観性に乏しいと思われる 1 文献が除外され，残った 2 文献が MCTD の QOL 評価における推奨文作成の対象文献として採用された．1 文献は narrative review，もう 1 文献は MCTD および全身性強皮症（SSc）からなるコホート研究であるが，そのうち MCTD 症例は 18 症例中 1 症例のみであり，MCTD に絞ったコホート研究やケースコントロール研究はなかった.

■背　景

　MCTD では全身性エリテマトーデス（SLE），SSc，多発性筋炎（PM）などと同様に QOL が低下すると考えられる．SLE では PRO による QOL 評価およびそれに基づく治療効果判定がいくつかの治療薬の治験ですでに行われているが，MCTD でも同様に QOL 評価方法の選定とその評価方法に基づく治療の有効性の検討が必要と考えられる.

❘ 解　説 ・・・

　二次文献スクリーニングで残った 2 文献のうち，1 文献は，MCTD および SSc の合計 18 症例からなるコホート研究で 2 次性レイノー現象へのタダラフィルによる治療介入での二重盲検ランダム化比較試験に関するものであり，QOL の評価には scleroderma-specific HAQ（SHAQ）および the short-form 36（SF-36 v2）が用いられ，それらの複数項目でプラセボ群に比べ有意な改善がみられていたが，18 症例のうち MCTD は 1 症例のみであり，その 1 症例に関する個別のデータ記載はなかった[1].
もう 1 文献は the European Reference Network or Rare and Complex Connective Tissue and Musculoskeletal Diseases（ERN ReCONNET）が MCTD ガイドライン作

成にむけて既存のガイドラインについて PubMed および Embase でシステマティッ
クレビューを行ったものであった．5 文献が評価対象として残ったが，MCTD に限
定されたものは 0 文献であった．コメントとして，MCTD での PRO による評価方法
の確立がアンメットニーズとして提案されている[2]．

本 CQ の科学的根拠のまとめ

　MCTD 症例の QOL の評価について詳細が明らかにされている文献はなかった．
むしろ QOL の記載の有無を問わず MCTD に特化された各治療評価項目に関するガ
イドライン自体が PubMed および Embase ではいまだないとする文献があり，今後
MCTD での QOL 評価方法の作成と検証が必要であると考えられる．

❖文献

1) Shenoy PD, Kumar S, Jha LK, et al.: Efficacy of tadalafil in secondary Raynaud's phenomenon resistant to vasodilator therapy: A double-blind randomized cross-over trial. Rheumatology (Oxford), 49(12): 2420-2428, 2010.
2) Chaigne B, Scirè CA, Talarico R, et al.: Mixed connective tissue disease: State of the art on clinical practice guidelines. RMD open, 4(Suppl 1): e000783, 2019.

略　語

略　語	英　語	日本語
ARS	aminoacyl tRNA synthetase	アミノアシル tRNA 合成酵素
AZP	azathioprine	アザチオプリン
BNP	B-type natriuretic peptide	B 型ナトリウム利尿ペプチド
CCP	cyclic citrullinated peptid	シトルリン化ペプチド
CK	creatine kinase	クレアチニンキナーゼ
CsA	cyclosporine A	シクロスポリン A
CY	cyclophosphamide	シクロホスファミド
CYP	cytochrome P450	シトクロム P450
DM	dermatomyositis	皮膚筋炎
GC	glucocorticoid	グルココルチコイド
HCQ	hydroxychloroquine	ヒドロキシクロロキン
HRCT	high resolution CT	高解像度 CT
IFX	infliximab	インフリキシマブ
IVCY	intravenous cyclophosphamide	シクロホスファミド間欠静注療法
JAK	Janus kinase	ヤヌスキナーゼ
MCTD	mixed connective tissue disease	混合性結合組織病
MDA5	melanoma differentiation-associated gene 5	メラノーマ分化関連遺伝子 5
MMF	mycophenolate mofetil	ミコフェノール酸モフェチル
mPSL	methylprednisolone	メチルプレドニゾロン
MTX	methotrexate	メトトレキサート
MZR	mizoribine	ミゾリビン
NRCT	non-randomized controlled trial	非ランダム化比較試験
NSAIDs	nonsteroidal anti-inflammatory drugs	非ステロイド性抗炎症薬
NYHA	New York Heart Association	ニューヨーク心臓協会
PAH	pulmonary arterial hypertension	肺動脈性肺高血圧症
PDE	phosphodiesterase	ホスホジエステラーゼ
PM	polymyositis	多発性筋炎
PSL	prednisolone	プレドニゾロン
RA	rheumatoid arthritis	関節リウマチ
RCT	randomized controlled trial	ランダム化比較試験
RTX	rituximab	リツキシマブ
SLE	systemic lupus erythematosus	全身性エリテマトーデス
SSc	systemic sclerosis	強皮症，全身性強皮症
TAC	tacrolimus	タクロリムス
TCZ	tocilizumab	トシリズマブ
TNF	tumor necrosis factor	腫瘍壊死因子

索　引

MCTD（混合性結合組織病）
診療ガイドライン 2021

2021 年 4 月 15 日　1 版 1 刷　　　　　　　　　©2021

編　者
厚生労働科学研究費補助金難治性疾患等政策研究事業
（難治性疾患政策研究事業）自己免疫疾患研究班
混合性結合組織病分科会（分科会長　田中良哉）

発行者
株式会社　南山堂　代表者　鈴木幹太
〒 113-0034　東京都文京区湯島 4-1-11
TEL 代表 03-5689-7850　　　www.nanzando.com

ISBN 978-4-525-23861-2

JCOPY ＜出版者著作権管理機構 委託出版物＞
複製を行う場合はそのつど事前に（一社）出版者著作権管理機構（電話03-5244-5088，
FAX 03-5244-5089, e-mail: info@jcopy.or.jp）の許諾を得るようお願いいたします.

本書の内容を無断で複製することは，著作権法上での例外を除き禁じられています.
また，代行業者等の第三者に依頼してスキャニング，デジタルデータ化を行うことは
認められておりません.